YIXUE WEISHENGWUXUE SHIYAN JIAOCHENG

主编 王 蕾 吴淑燕

医学微生物学
实验教程

苏州大学出版社
Soochow University Press

图书在版编目(CIP)数据

医学微生物学实验教程/王蕾,吴淑燕主编. --苏
州:苏州大学出版社,2024.1
ISBN 978-7-5672-4625-6

Ⅰ.①医… Ⅱ.①王… ②吴… Ⅲ.①医学微生物学
-实验-医学院校-教材 Ⅳ.①R37-33

中国国家版本馆 CIP 数据核字(2023)第 257579 号

书　　名:医学微生物学实验教程
主　　编:王　蕾　吴淑燕
责任编辑:王晓磊
封面设计:吴　钰

出版发行:苏州大学出版社(Soochow University Press)
社　　址:苏州市十梓街 1 号　邮编:215006
印　　装:苏州市越洋印刷有限公司
网　　址:www.sudapress.com
邮　　箱:sdcbs@ suda.edu.cn
邮购热线:0512-67480030
销售热线:0512-67481020

开　　本:787 mm×1 092 mm　1/16　印张:9　字数:200 千
版　　次:2024 年 1 月第 1 版
印　　次:2024 年 1 月第 1 次印刷
书　　号:ISBN 978-7-5672-4625-6
定　　价:35.00 元

本书编委会名单

主　审　黄　瑞(苏州大学苏州医学院基础医学与生物科学学院)

主　编　王　蕾(苏州大学苏州医学院基础医学与生物科学学院)

　　　　吴淑燕(苏州大学苏州医学院基础医学与生物科学学院)

副主编　李嫄渊(苏州大学苏州医学院实验中心)

编　委　房红莹(苏州大学苏州医学院基础医学与生物科学学院)

　　　　赵英伟(苏州大学苏州医学院基础医学与生物科学学院)

　　　　董　宁(苏州大学苏州医学院基础医学与生物科学学院)

　　　　李　恒(苏州大学苏州医学院巴斯德学院)

　　　　冯婷婷(苏州大学苏州医学院生物医学研究院)

　　　　李韵冰(苏州大学苏州医学院实验中心)

　　　　文　波(贵州医科大学药学院)

前　言 Preface

　　新冠疫情和其他突发公共卫生事件对公众健康和社会秩序影响巨大，亟须加强医学和生命科学相关专业学生能力和技能的培养。"医学微生物学"作为重要的专业基础课程，对生物安全和实践技能有特殊的要求。《医学微生物学实验教程》是一本面向本科生、研究生及其他相关人员使用和参考的实验技术指导教材，力求通过实验新技术和基础实验操作技能的培养，提升病原生物学和传染病领域的人才培养和科研创新能力，以应对突发公共卫生事件。

　　本教材注重内容的广度和深度，除介绍微生物实验室规则外，特别增补了生物安全防护知识和意外事故紧急处理方法；第一篇涵盖了微生物学的常用基本方法和操作，补充了因学时不足而无法在实验室开设的课程内容；第二篇围绕临床三大常规（血液、粪便和尿液标本）的细菌学检查展开阐述，包含三个综合性实验，旨在培养学生运用所学知识解决实际问题和自主创新的能力；第三篇则增补了质谱鉴定、16S rDNA 测序、全自动血培养系统和全自动微生物鉴定系统等临床常用新技术，旨在拓宽学生的知识面，使学生获得更多最新临床检验知识。

　　本教材配有数字资源库，学生通过每个实验的二维码可查阅典型图片，所有图片均为实验室自主拍摄、制作和积累而成。本教材编委会由具有丰富教学经验和科研积累的教师组成，注重教学一线的需求与微生物检测新技术和新知识的整合，既有基础技术也有前沿方法。本教材的出版发行，有助于推动专业基础课程建设，提高人才培养质量。

　　全体编者为本教材的编写付出了艰辛的劳动，但限于水平和经验，书中瑕疵在所难免，恳请读者批评指正。

黄　瑞

2023 年 9 月 28 日

目 录 Contents

医学微生物学实验室生物安全

为维护国家安全，防范和应对生物安全风险，保护实验室工作人员和公众健康，我国制定了《中华人民共和国生物安全法》和《病原微生物实验室生物安全管理条例》等一系列法律法规，对相关实验室及其从事的实验活动实行生物安全管理。医学微生物学实验室涉及与医学有关的各种常见病原微生物，对实验室工作人员及周围环境具有潜在的生物污染风险。在进入此类实验室之前熟悉生物安全防护知识并掌握生物安全防护措施，是安全开展实验的重要前提。

实验室生物安全防护是指有效防范和应对危险生物因子及相关因素威胁，避免其伤害包括实验室工作人员在内的生物体和污染环境的意识和措施；根据所从事的病原微生物危险程度配备相应的实验室安全设备、个人防护装置和标准化操作流程等。

一、病原微生物的危险度评估与分类

病原微生物是指能够使人或者动物致病的微生物，包括细菌、病毒和真菌等。我国于 2004 年 11 月颁布了《病原微生物实验室生物安全管理条例》（国务院 424 号令），根据病原微生物的传染性、感染后对个体或者群体的危害程度，将其分为四类［该分类方法与 WHO（世界卫生组织）的分类有所不同，见表 1］。其中第一类、第二类病原微生物统称为高致病性病原微生物。

表 1　我国病原微生物的危害等级分类

分类	病原微生物的危险性特征	个体危害	群体危害
第一类	能够引起人类或者动物非常严重疾病的微生物，以及我国尚未发现或者已经宣布消灭的微生物	高	高
第二类	能够引起人类或者动物严重疾病，比较容易直接或者间接在人与人、动物与人、动物与动物间传播的微生物	高	低

续表

分类	病原微生物的危险性特征	个体危害	群体危害
第三类	能够引起人类或者动物疾病，但一般情况下对人、动物或者环境不构成严重危害，传播风险有限，实验室感染后很少引起严重疾病，并且具备有效治疗和预防措施的微生物	中等	低
第四类	在通常情况下不会引起人类或者动物疾病的微生物	无或极低	无或极低

二、病原微生物学实验室的生物安全防护等级

国家根据实验室对病原微生物的生物安全防护水平，并依照实验室生物安全国家标准的规定，将实验室分为一级（BSL-1）、二级（BSL-2）、三级（BSL-3）、四级（BSL-4）（表2）。我国规定BSL-1和BSL-2实验室不得从事高致病性病原微生物实验活动，BSL-3和BSL-4实验室必须获得上级有关部门批准后方可从事高致病性病原微生物实验活动。

表2　病原微生物实验室生物安全防护水平分级

生物安全级别	操作的病原微生物	个人防护要求	必备的关键设施、设备
BSL-1	第四类病原微生物	穿工作服，戴手套，必要时戴防护眼镜	开放实验台，洗手池
BSL-2	第三类病原微生物	在BSL-1基础上附加：穿防护服，戴口罩，戴工作帽	生物安全柜，高压蒸汽灭菌器，实验室门联动互锁
BSL-3	第二类病原微生物	在BSL-2基础上附加：穿2层防护服，戴2层防护手套，戴专业防护口罩。必要时戴眼罩、更高级别呼吸防护装备	负压、高效过滤器送排风系统，Ⅲ级或Ⅱ级生物安全柜，双扉高压蒸汽灭菌器，实验室门联动互锁
BSL-4	第一类病原微生物	在BSL-3基础上附加：更换全套服装，穿正压防护服	负压、高效过滤器送排风系统，Ⅲ级或Ⅱ级生物安全柜，双扉高压蒸汽灭菌器及污水灭菌系统，气锁入口，出口淋浴

生物安全工作的核心首先是对病原微生物的危险度进行评估。2023年8月国家卫生健康委员会在《人间传染的病原微生物名录》（卫科教发〔2006〕15号）基础上，组织制定了《人间传染的病原微生物目录》（国卫科教发〔2023〕24号），对原有病原微生物的种类进行了删减、增补与危害等级调整，现包含病毒160种、细菌190种和真菌151种。《人间传染的病原微生物目录》对共501种病原微生物进行了危害程度分类，并对其不同实验活动所需的生物安全实验室等级做出了明确规定。

一般教学用实验室主要涉及第四类和第三类病原微生物，在 BSL-1 和 BSL-2 生物安全实验室进行操作。

三、病原微生物学实验室生物安全管理体系

病原微生物学实验室须建立完善的安全管理体系文件，包括生物安全管理制度、实验室人员准入制度、个人安全防护制度、实验室废弃物处理制度、实验室突发事件应急处理预案、意外事件处理和报告制度、仪器设施检测维护制度等。实验室人员应经过培训，掌握实验室技术规范、操作规程、生物安全防护技能等，进而规范实验室的活动，杜绝安全隐患。

（李嫄渊　李韵冰）

实 验 守 则

医学微生物学实验的对象包含具有潜在感染性的病原微生物，教学活动涉及实验室生物安全。为避免实验操作人员感染，防止实验室污染源泄漏，同时为培养学生严谨的科学态度和规范的实验习惯，保证井然的实验秩序和良好的实验效果，学生在实验过程中必须严格遵守以下规则。

（1）进入实验室前应认真预习当次实验内容，明确实验目的、基本步骤和注意事项。

（2）进入实验室必须穿工作服，必要时戴手套、口罩、帽子。不穿高跟鞋和露趾拖鞋。不佩戴饰品，长发须扎好。

（3）非必要的个人物品勿携带入实验室内，必要的书本、文具等应放在指定位置以防污染。

（4）实验室内严禁喧哗，禁止饮食和吸烟，严禁用嘴湿润标签、铅笔等物品。

（5）实验用过的带有传染性的物品，如培养物、吸管和玻片等应分别放在指定位置。

（6）如发生差错或意外事故，应立即报告老师及时进行处理，不得隐瞒或擅自处理。

（7）爱护仪器设备和实验器材，按使用规则操作，如不慎损坏应及时报告老师。

（8）实验完毕后，按要求整理桌面，将实验物品回归原位。

（9）离开实验室前，须消毒和清洗双手，脱下工作服，内面朝外翻转折叠。实验材料不得携带出实验室。

（10）建立值日生制度，实验结束后负责实验室的清洁卫生工作，并仔细检查实验设施，关好水、电、门、窗等。

（李嫄渊　李韵冰）

意外事故的紧急处理

医学微生物学实验过程中，应严格按照实验操作规程进行规范操作；若不慎发生意外事故，应立即报告指导老师并立刻进行紧急处理。

（1）感染材料溢洒至台面、地面或仪器表面：用 0.1% 新洁尔灭溶液喷洒于污染表面，30 min 后擦除，使用后的抹布或拖把浸泡于上述消毒液内 1 h；仪器污染应考虑不同消毒方法对仪器的损伤，选用适当的方法。

（2）感染材料污染衣物、书籍、文具等物品：可高压灭菌的物品经高压灭菌处理；不可高压灭菌的物品喷洒或浸泡于 0.1% 新洁尔灭溶液中 30 min。

（3）感染材料污染皮肤、黏膜、角膜等人体部位：皮肤若意外接触到病原微生物培养液或其他感染性物质时，应立即用 0.1% 新洁尔灭溶液浸泡 10 min，随后用肥皂和流动水反复冲洗；若病原微生物培养液意外进入眼睛、口腔，应立即用大量清水冲洗，必要时到医院急诊室就诊，请专科医生诊治。

（4）皮肤划伤：应先除尽异物，捏住伤口部位，向离心方向挤出伤口血液，用无菌生理盐水反复冲洗，再用 75% 乙醇或碘伏涂抹消毒，防水敷料覆盖。必要时到医院就诊。

（5）意外发生火灾：如因电源起火，应立即关闭电源，再用泡沫灭火器灭火；如为酒精灯着火，应立刻用灭火毯覆盖灭火或用泡沫灭火器灭火。

（李塬渊　李韵冰）

第一篇　基础性实验

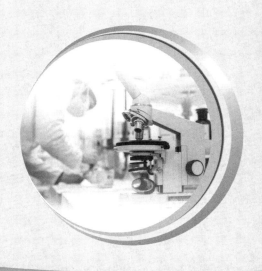

实验一　细菌形态与结构的检查法

一、目的要求

（1）掌握显微镜油镜的使用方法。

（2）熟悉细菌涂片的制备过程，掌握革兰染色法及其结果判断，了解革兰染色法的基本原理。

（3）掌握细菌的基本形态及特殊结构的检查方法。

（4）了解细菌不染色标本的检查方法及细菌运动状况的观察方法。

二、实验内容

细菌无色半透明，未经染色一般仅能观察其运动状况。细菌的形态结构须经染色和显微镜放大后才清晰可见。细菌的染色方法有单染色法和复染色法两种。由于在一般生理条件下（pH 7.4 左右），细菌菌体都带负电荷，易与碱性染料相结合，故常用碱性染料进行细菌的单染色，如结晶紫、美蓝、复红染色等，可观察细菌的大小、形态和排列。复染色法应用两种以上的染料对细菌进行染色，有助于鉴别细菌，故又称鉴别染色法，如革兰染色、抗酸染色等。

革兰染色法是细菌学中最常用的鉴别染色法。通过染色可将细菌分成两大类，即革兰阳性菌和革兰阴性菌。关于革兰染色法的原理仍未完全阐明，目前一般认为与细菌细胞壁结构有关。革兰阴性菌细胞壁有外膜结构，含有较多的脂质，能被乙醇/丙酮部分溶解，在细胞壁上形成小孔隙，胞内的结晶紫染料容易被洗出而脱色，最后经复红/沙黄复染后呈红色。而革兰阳性菌细胞壁含有多层致密的肽聚糖和带有大量负电荷的磷壁酸，与结晶紫染料结合紧密，乙醇作用不但不能造成细胞壁的损伤，形成小孔隙，反而使肽聚糖层轻微收缩，结构更为致密。因此，胞内的染料不易被洗脱而保留结晶紫的蓝紫色。

细菌的特殊结构有鞭毛、芽胞、菌毛和荚膜，菌毛由于太纤细，无法在光学显微镜下直接观察。运用光学显微镜观察细菌鞭毛、荚膜等特殊结构，常需采用特殊染色法。

（一）显微镜油镜的使用

光学显微镜的物镜有低倍镜、高倍镜和油镜 3 种，细菌形体微小，其形态学检查需使用油镜，当目镜倍数为 10× 时，放大倍数可达 1,000 倍。

1. 显微镜油镜的原理

自标本玻璃透过的光线，经空气进入物镜时，因介质密度不同，部分光线因折射而不能进入物镜，使射入物镜的光线减少，物像模糊不清。若在物镜与载物玻片之间加一滴和玻璃折光率（$n=1.52$）相近的香柏油（$n=1.55$），可使通过的光线不产生折射，增加进入物镜的光线，使视野亮度增加，因此能清楚看到物像（图 1-1）。

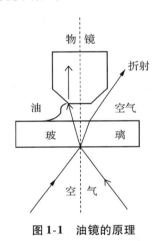

图 1-1 油镜的原理

2. 显微镜油镜的使用方法

（1）油镜的识别：油镜上一般标有"100×""Oil"或在镜头的下缘刻有一白圈等标记。旋转物镜转换台，使油镜位于工作位置。

（2）对光：使用油镜检查标本时光线宜强，一般需将聚光器上升至最高位置，与载物台齐平，并将光圈全部打开。

（3）观察标本：滴加香柏油一滴于标本涂片上，将标本置载物台上，用标本夹固定，并移置待检部分于物镜下。缓慢转动粗调节器，使载物台上升，直至从侧面观察到油镜镜头浸于镜油中，几乎接触载玻片。然后一边观察目镜，一边缓慢转动粗调节器，使载物台下降，直至视野中看到模糊物像。换用细调节器，继续调节至物像清晰为止。

注意观察标本时，应两眼同时张开。

（4）油镜的清洁：油镜使用结束后，先用擦镜纸将油镜镜头上的镜油擦去，再滴少量二甲苯溶液于干净的擦镜纸上，进一步清洁油镜镜头，最后以干净的擦镜纸擦去油镜上残留的二甲苯溶液。将物镜转成"八"字形并降低，以免损坏物镜。

（二）细菌涂片的制作

要进行细菌染色，首先须制备涂片。涂片的制作分涂片、干燥和固定3个步骤。

1. 涂片

（1）取清洁无油载玻片一片，将接种环用火焰灼烧灭菌，待冷却后，取1环生理盐水放置玻片中央。

（2）接种环灭菌待冷却后，自菌种斜面刮取少许细菌混入生理盐水中，轻轻涂开至直径约1 cm大小的薄膜，然后将接种环烧灼灭菌。制作涂片时所取细菌量不宜过多，以免涂抹不均匀使细菌聚集成堆，影响结果观察。若标本为液体（如肉汤培养物、脓液等）时，可取1～2环菌液直接涂片。

（3）接种环的灭菌：接种环在取菌前后都必须用火焰灼烧灭菌。方法是右手执接种环，垂直置于火焰中，待金属丝红热后，斜执接种环将金属柄缓慢通过火焰灭菌。切记：未经灭菌的接种环不能取菌，取菌后的接种环必须灭菌后才能放回原处！

（4）取菌法：用左手拇指、食指和中指夹住琼脂斜面管下端，斜面朝上，试管倾斜。用右手转动一下管口硅胶塞。在近火焰处用右手小指与掌面夹住硅胶塞并拔出，已拔出的硅胶塞不可放在实验台上，也不可触及任何物品。试管口用火焰灭菌后，用已灭菌且冷却的接种环伸入斜面管中，自斜面上轻轻刮取细菌。取菌后将试管口、硅胶塞在火焰上再次灭菌，塞好塞子放回原处（图1-2）。

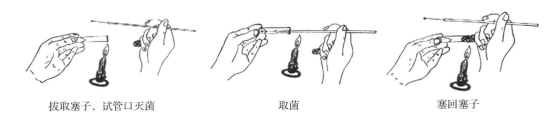

　拔取塞子，试管口灭菌　　　　　　　　　　取菌　　　　　　　　　　　塞回塞子

图1-2　接种环的取菌法

2. 干燥

涂片在室温中自然干燥，必要时可将涂片标本面向上，在离火焰10～15 cm处微微烘干，切忌高热。

3．固定

固定的主要目的是杀死细菌，使菌体与玻片黏附牢固，避免染色时被染液和水冲去。常用加热固定法，即手执玻片的一端，标本面朝上来回通过火焰 3 次。注意温度不可太高，以玻片反面触及皮肤，感觉微烫为宜。

（三）革兰染色法

1．材料

球菌、杆菌、螺形菌斜面培养物，革兰染液（结晶紫染液、Lugol 碘液、95% 乙醇、稀释复红染液）等。

2．方法

（1）制作细菌涂片，干燥，固定。

（2）初染：滴加数滴结晶紫染液于涂片上，染色 1 min，用水洗去染液。

（3）媒染：滴加 Lugol 碘液数滴，1 min 后水洗。媒染的作用是使结晶紫与细菌更牢固地结合。

（4）脱色：滴加 95% 乙醇数滴，频频摇动玻片数秒钟。斜执玻片，使乙醇流去，再滴加数滴乙醇，至流下乙醇无色为止，20 ~ 30 s，水洗。脱色是革兰染色的关键步骤，应严格控制脱色时间，避免过度脱色，否则可能影响染色结果。

（5）复染：滴加稀释复红溶液染 30 s，水洗。

（6）涂片经吸水纸吸干后，滴上镜油，显微镜油镜观察并绘图。细菌经革兰染色后，被染成红色的为革兰阴性菌，被染成蓝紫色的为革兰阳性菌。仔细观察各标本中细菌的形状、排列方式并判断其革兰染色结果。

3．革兰染色谱

（1）大多数病原性球菌革兰染色呈阳性，除脑膜炎奈瑟菌、淋病奈瑟菌、莫拉菌等细菌外。

（2）大多数病原性杆菌革兰染色呈阴性，除白喉棒状杆菌、结核分枝杆菌、梭状芽胞杆菌等细菌外。

（3）病原性螺旋体和螺形菌革兰染色呈阴性。

（4）放线菌和真菌革兰染色呈阳性。

（四）细菌特殊结构检查法

1. 荚膜

（1）材料：肺炎链球菌感染小鼠、石炭酸复红染液、20%硫酸铜溶液、甲醛固定液等。

（2）方法：取感染肺炎链球菌后死亡的小白鼠腹腔液制成涂片，自然干燥后甲醛固定。以石炭酸复红染液染色3~5 min，并微微加热。以20%硫酸铜溶液冲洗，自然干燥后，油镜观察。背景为红色，菌体呈深红色，菌体周围的透明圈即为荚膜。

2. 芽胞

（1）材料：枯草芽胞杆菌斜面培养物、革兰染液等。

（2）方法：制备枯草杆菌涂片，干燥固定后，进行革兰染色后油镜观察。细菌芽胞结构致密，革兰染色并不能使芽胞着色，镜下见枯草杆菌芽胞位于菌体中央，为无色卵圆形小体。

3. 鞭毛

（1）材料：普通变形杆菌斜面培养物、营养琼脂平板培养基、Blendon染液（甲液、乙液）、无菌蒸馏水、平皿等。

（2）方法：将普通变形杆菌接种至营养琼脂平板，37 ℃培养7~16 h，连续移种2~3次。用接种环自平板上取变形杆菌一环，放置盛有5~10 mL蒸馏水的平皿表面，让菌自由分散，飘浮在蒸馏水表面，静置4~5 min。用接种环从上述液面挑取一环菌液，放置于洁净无油的载玻片上，自然干燥，切勿研磨或振动，亦不能以火焰固定。滴加Blendon甲液染色8 min，用蒸馏水轻洗去染液。滴加Blendon乙液染色30 s，用蒸馏水轻洗去染液。吸水纸吸干水分，油镜观察。菌体被染成棕褐色，鞭毛被染成浅棕色。

（五）细菌动力检查法

鞭毛是细菌的运动器官，有鞭毛的细菌具有真正运动能力，能定向地由一个部位泳动到另一个部位。无鞭毛的细菌不具有真正的运动能力，可受到所处环境中液体分子的冲击呈左右前后、位置变更不大的颤动（布朗运动）。细菌的动力是细菌特征之一，常被用以检查和鉴别细菌。

1. 悬滴法

（1）材料。

8～12 h 变形杆菌和葡萄球菌肉汤培养物；凹玻片、盖玻片、凡士林、镊子等。

（2）方法。

① 取凹玻片一张，在凹窝周围涂凡士林少许。

② 将接种环烧灼灭菌，待冷却后，取一环变形杆菌或葡萄球菌培养液，放于盖玻片中央。

③ 将凹玻片反转，使凹窝对准盖玻片中心，覆盖于其上，粘住盖玻片后再迅速翻转，以接种环柄轻压盖玻片，使其与凹窝边缘贴紧密封，以防水滴蒸发干燥（图1-3）。

④ 先以低倍镜找到悬滴的边缘后，再换用高倍镜观察。比较两种细菌的运动形式有何不同。变形杆菌有真正运动，而葡萄球菌只有布朗运动。

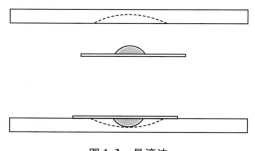

图1-3　悬滴法

2. 压滴法

（1）材料。

8～12 h 变形杆菌和葡萄球菌肉汤培养物；载玻片、盖玻片、镊子等。

（2）方法。

① 以接种环取变形杆菌或葡萄球菌的菌液 2～3 环，置于载玻片中央。

② 用镊子取盖玻片，覆盖于菌液上。放置时，先使盖玻片一边接触菌液，再轻轻放下盖玻片，以不产生气泡为准。

③ 先用低倍镜寻找菌液位置，再换高倍镜观察，区别细菌的真正运动与分子运动。

思考题

（1）使用显微镜的油镜时，应注意哪些问题？

（2）涂片后为什么必须进行固定？固定时应注意什么？

（3）革兰染色中最关键的步骤是什么？为什么？

（4）如何观察活菌？有何意义？

（5）细菌有哪些特殊结构？检查细菌特殊结构有何意义？

（王 蕾）

本实验微生物图照

实验二　细菌的培养法

一、目的要求

（1）掌握培养基应具备的条件及其制备方法。

（2）学会正确使用微生物学实验中常用的接种工具，掌握无菌操作技术及各种接种方法。

（3）掌握获得微生物纯培养的分离方法。

（4）了解常用培养基的营养组成及用途。

（5）学会判断不同的细菌在不同培养基上的生长状况。

二、实验内容

（一）微生物实验室常用培养基

人工培养细菌时，必须供给细菌需要的营养物质。培养基就是将细菌生长繁殖所需要的营养物经人工配制而成的一种混合营养制品。作为培养基必须具备下列条件。

（1）培养基的基本成分有蛋白胨、氨基酸、糖类、盐和水分。

（2）具有合适的酸碱度（pH）。

（3）必须灭菌后成为无菌状态方能使用。

培养基的主要用途包括以下几个方面。

（1）分离并繁殖细菌。

（2）保存菌种。

（3）鉴定细菌。

（4）生产菌苗、抗生素以及研究细菌生理等。

培养基种类很多。根据培养基的组成和用途不同，分为基础培养基、增菌培养基、鉴别培养基、选择培养基、厌氧培养基等；根据培养基的物理性状的不同，分为液体、固体和半固体三大类。

（二）培养基的制备

1. 营养肉汤培养基

（1）成分。

牛肉膏	0.3 g
蛋白胨	1.0 g
氯化钠	0.5 g
蒸馏水	100 mL

（2）制法。

① 称取以上各成分，加热溶解。然后补充失去的水分，用稀氢氧化钠溶液校正 pH 至 7.4 ~ 7.6。

② 分装于试管或三角烧瓶，塞好试管塞或瓶塞，高压蒸汽灭菌，121 ℃、灭菌 20 min。

2. 营养琼脂培养基

营养琼脂培养基是常用的固体培养基。琼脂本身并无营养，只是作为赋形剂用以改变肉汤的物理性状。琼脂在 100 ℃时溶化，40 ℃左右凝固，通常肉汤中加入 1.5% ~ 2.0% 琼脂粉，加热溶化后能在室温下凝成固体，即为固体培养基。

（1）成分。

琼脂粉	1.5 g
营养肉汤培养基	100 mL

（2）制法。

① 取已制备好的营养肉汤培养基 100 mL，置于三角瓶中，加琼脂粉 1.5 g，沸水浴加热溶化。

② 趁热校正 pH 至 7.4 ~ 7.6。

③ 欲制备琼脂斜面，须于未凝前分装于试管中（约为试管容量的 1/4 ~ 1/3），加试管塞，高压蒸汽灭菌，121 ℃、灭菌 20 min。灭菌后将试管斜置，凝固后即成营养琼脂斜面。

④ 三角瓶中培养基待冷却至 50 ~ 60 ℃时，以无菌操作倾入无菌平皿内，凝固后即成营养琼脂平板。

3. 半固体培养基

（1）成分。

| 琼脂粉 | 0.3 g |
| 营养肉汤培养基 | 100 mL |

（2）制法。

于 100 mL 营养肉汤中加入 0.3 g 琼脂粉，加热溶化后，校正 pH 至 7.4~7.6。分装于小试管中（每管约 2 mL），121 ℃高压蒸汽灭菌 20 min。灭菌后将试管直立，待冷凝后即成半固体培养基。

4. 血液琼脂培养基

（1）成分。

| 营养琼脂培养基 | 100 mL |
| 无菌脱纤维兔（或羊）血 | 5~10 mL |

（2）制法。

① 将已灭菌的营养琼脂培养基加热溶化，并冷却至 50 ℃左右。

② 以无菌操作加入脱纤维兔血或羊血于琼脂培养基内，混匀（注意勿产生气泡），然后分装于无菌试管或平皿中，制成血液琼脂斜面或平板。

5. 选择培养基：S-S 培养基

（1）成分。

牛肉膏	5 g	蛋白胨	15 g
琼脂粉	15 g	乳糖	10 g
胆盐	6~10 g	枸橼酸钠	8.5~10 g
硫代硫酸钠	6~12 g	枸橼酸铁	0.5 g
0.1%煌绿	0.33 mL	1%中性红	2.25 mL
蒸馏水	1,000 mL		

（2）制法。

先将牛肉膏、蛋白胨、琼脂粉与蒸馏水混合，加热溶解，再加入胆盐、乳糖、枸橼酸钠、硫代硫酸钠及枸橼酸铁，以微火加热使其全部溶解，并调 pH 至 7.2，补充失去的水分，煮沸 10 min 后加入煌绿、中性红，摇匀，倾注于平皿中，凝固后即可使用。

6. 鉴别培养基：克氏双糖铁培养基

（1）成分。

牛肉膏	3 g	蛋白胨	10 g
乳糖	10 g	氯化钠	5 g
葡萄糖	1 g	硫代硫酸钠	0.2 g

硫酸亚铁	0.2 g	琼脂粉	16 g
0.4% 酚红	6 mL		
蒸馏水	1,000 mL		

（2）制法。

将上述各成分（除酚红外）均溶于蒸馏水中，加热溶解，调 pH 至 7.4~7.6，再加入酚红后混匀，过滤后分装于试管中，121 ℃高压蒸汽灭菌 15 min，趁热取出，立即置成斜面，斜面与底层约各占一半为宜。

7. 厌氧培养基：庖肉培养基

（1）成分。

纯精牛肉	500 g
营养肉汤培养基	1,000 mL
石蜡	20 g
凡士林	40 g

（2）制法。

取纯精新鲜牛肉（弃筋、脂肪）约 500 g，绞肉机绞碎，用自来水漂洗数次，至自来水较透明为止。浸泡于蒸馏水中，置 4 ℃冰箱过夜。次日，煮沸取肉渣。另配营养肉汤培养基 1,000 mL。取肉渣约 0.5 g 分装于中试管（15×150 mm）中，再加入营养肉汤培养基 7 mL/管，上覆 3~4 mm 厚液化凡士林（凡士林与石蜡之比为 2:1），121 ℃高压蒸汽灭菌 20 min。

上述所有培养基制备后，置 4 ℃冰箱保存，均须经无菌检验后，方可使用。

注：现在有各种商品化干粉培养基出售，可按照其培养基说明书上的用量准确称取各种培养基干粉，使其溶于定量蒸馏水中。

（三）细菌的接种法

细菌的接种技术是微生物学研究中最基本的一项操作技能，根据培养基目的不同可采用接种环、接种针等进行平板培养基、斜面培养基、液体培养基和半固体培养基的接种。

"无菌"是保证微生物实验室工作成功的前提条件。要做到这一点就得使用无菌的材料、器皿等，并采用无菌操作技术。无菌操作技术主要是防止外界环境微生物污染实验材料，破坏实验微生物的纯培养状态，同时也要防止实验材料污染环境或感染人体而造成实验室安全问题。无菌操作技术是一项综合性技术，每一环节、每一步骤都要严格掌握。

1. 材料

营养琼脂斜面培养基，营养琼脂平板培养基，半固体培养基，营养肉汤培养基，金黄色葡萄球菌、枯草芽胞杆菌斜面培养物。

2. 方法

（1）平板接种法。

细菌在自然界及人体中分布广，种类多，因此在各种检验标本中常存在多种细菌。如欲检查标本中是否存在某种病原菌，须先将各种细菌分离，获得纯菌培养物后，才能进一步作细菌的鉴定。平板接种方法有涂布接种法、倾注平板法、连续划线法及分区划线法等，其中分区划线法常用于分离纯化细菌。以下介绍连续划线法及分区划线法。

① 连续划线法。

a. 用无菌接种环取细菌培养物少许。

b. 左手拿住琼脂平板底部，以拇指、食指和中指稍稍抬高皿盖并靠近火焰处，以免空气中的细菌落入培养基中。

c. 右手握住沾菌的接种环涂抹在琼脂平板上端，然后连续平行划线于平板的上半部。将平板转180°角，自平板另一端开始再划线至中央为止。划线时使接种环与平板表面成30°~40°角，轻轻接触，以腕力在平板表面作轻快的滑移动作，所划线条应致密而均匀，并应达到平板的边缘，充分利用培养基的面积。

d. 划线完毕，合上平皿盖，接种环灭菌后放回原处。

e. 于平皿底部贴标签，注明标本名称，实验日期，操作者姓名，置37 ℃培养18 ~ 24 h。

② 分区划线法。

一般当接种物中细菌不太多时（如脓汁标本、液体培养物等），可以选用连续划线法。如接种物中细菌极多时（如固体菌种、粪便等），则必须采用分区划线法方能得到良好结果。

a. 用灭菌后的接种环取细菌培养物少许，在平板的1/4面积划线（图2-1 A）。

b. 转动平板约70°角，接种环灭菌，待冷却后在原接种处通过2~3条线，划于另一个1/4的面积上（图2-1 B）。

c. 再次烧灼接种环，冷却，将平板转70°角，重复步骤b的划线操作（图2-1 C）。

d. 分区划线可以划3个区或者4个区，如要划4个区，可再次重复步骤b的操作。注意最后一区不要再接触第一个区（图2-1 D）。

e. 接种后，做好标记，37 ℃培养18 ~ 24 h。

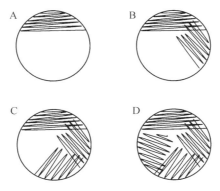

图 2-1　分区划线法

（2）斜面接种法。

① 用灭菌接种环取细菌培养物少许。

② 拔去斜面培养基的试管塞，管口经火焰灭菌，将沾有细菌的接种环伸入管内，从斜面底部自下而上划一道直线，然后再由底向上呈"Z"字形连续划线（图 2-2）。

③ 接种后，管口在火焰上灭菌，塞回试管塞，接种环灭菌。

④ 在试管壁近管口处做好标记，置 37 ℃培养 18 ~ 24 h。

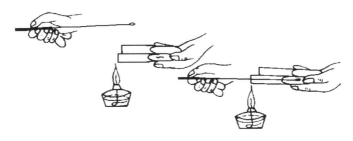

图 2-2　斜面接种法

（3）肉汤接种法。

① 用灭菌接种环取细菌培养物少许。

② 以无菌操作将沾有细菌的接种环伸入倾斜的营养肉汤管中，将环上细菌轻轻研磨于接近下液面的管壁上，试管直放后营养肉汤即可碰及细菌。

③ 接种后管口灭菌，塞回试管塞，并做好标记，置 37 ℃培养 18 ~ 24 h。

（4）半固体接种法（穿刺接种法）。

半固体接种使用接种针，无菌操作方法同前。将取有细菌的接种针自培养基的中央刺入（不要到管底），沿原穿刺线拔出，注意在刺入与拔出时不可晃动接种针。接种后做好标记，置 37 ℃培养 18 ~ 24 h。

（四）细菌培养性状观察

细菌于适宜条件下在不同的培养基上生长，其生长状况不同。不同的细菌在同一培养基上生长，生长特点也不尽相同，这些区别称之为培养特征，是鉴别分类的依据之一。

1. 琼脂平板培养基上菌落观察

（1）材料：接种金黄色葡萄球菌、枯草芽胞杆菌的营养琼脂平板培养基。

（2）方法：菌落是一个细菌在固体培养基上，生长繁殖后形成的集团。不同细菌的菌落各有特点，观察时应选择比较分散的菌落并注意以下几个方面。

① 大小：以直径表示，1 mm 左右为小菌落，2～3 mm 为中等大小菌落，3 mm 以上为大菌落。

② 形状：包括圆形及不规则形状等。

③ 边缘：有整齐或不整齐的边缘。

④ 表面：包括凸起，平坦；光滑，粗糙；干燥，湿润等表现。

⑤ 透明度：可区别为透明或不透明。

⑥ 颜色：产生脂溶性色素的细菌，仅菌落本身有颜色；产生水溶性色素的细菌，菌落周围的培养基亦变色。

⑦ 溶血性：根据细菌对红细胞的溶解作用，有完全溶血、草绿色溶血及不溶血之分。在血平板上才可观察到。

根据菌落的特点一般可分为光滑型菌落（S 型）及粗糙型菌落（R 型）两大类，前者菌落为圆形，光滑，湿润，边缘整齐，后者基本相反。注意观察识别金黄色葡萄球菌及枯草芽胞杆菌各形成哪一类菌落。

2. 营养肉汤培养基中细菌生长现象观察

（1）材料：金黄色葡萄球菌、枯草芽胞杆菌的斜面培养物，营养肉汤培养基。

（2）方法：肉汤在未接种细菌前是澄清的，接种细菌后有生长，可以表现为 3 种形式。

① 均匀混浊生长：液体呈现均匀混浊状态。

② 表面生长：液体澄清，表面有一薄层菌膜。

③ 沉淀生长：液体澄清，管底有沉淀物。

3. 营养琼脂斜面培养基上细菌生长状况观察

（1）材料：金黄色葡萄球菌、枯草芽胞杆菌的斜面培养物，营养琼脂斜面培养基。

（2）方法：细菌在斜面上生长后融合在一起称菌苔，观察菌苔是否均匀一致，如表面不均匀，提示培养物可能不纯。

4．半固体培养基中细菌生长状况观察

（1）材料：金黄色葡萄球菌、枯草芽胞杆菌的斜面培养物，半固体培养基。

（2）方法：半固体培养基主要用于观察细菌有无动力。无动力的细菌经培养后仅沿穿刺线部分有菌生长，故穿刺线清晰，周围培养基清亮，表面无菌膜；而有动力的细菌，沿穿刺线向外散开，故穿刺线模糊不清，培养基变混浊，表面形成菌膜。

思考题

（1）细菌的培养基必须具备哪些条件？

（2）什么是菌落？什么是菌苔？为什么分区划线接种法可用于细菌的分离培养？

（3）对细菌生长状况的观察有何意义？

（4）培养基配好后，为什么必须立即灭菌？如何检查灭菌后的培养基是无菌的？

（5）按功能来分，培养基可分为哪几类？各有何用途？

（房红莹）

实验三 细菌代谢产物的检查

一、目的要求

（1）掌握微生物鉴定中常用生化反应的原理及反应结果的判断方法。

（2）熟悉细菌生化反应中培养基的设计和用途。

二、实验内容

细菌在新陈代谢过程中，能产生许多代谢产物，有些产物对机体有害，如毒素。另有一些产物，特别是分解代谢产物，常作为各种细菌鉴定的重要依据之一。通过检测不同代谢产物来鉴定细菌称为细菌的生化反应，以下介绍一些常用的生化反应。

（一）碳水化合物的代谢试验

1. 糖（醇、苷）类发酵试验

不同细菌具有不同的酶，可以分解不同的糖（醇、苷）类，产生不同的终末产物。有的产酸（如甲酸、乙酸、乳酸等），有的细菌能进一步分解酸产生气体（氢、二氧化碳），借此可协助鉴别细菌，尤其是肠道细菌的鉴定。实验室用来检查糖发酵的培养基叫单糖发酵管，是将 1% 的单糖加入蛋白胨水培养基中，再加入指示剂（常用溴甲酚紫，碱性呈紫色，酸性呈黄色），以观察有无酸产生。单糖发酵管须倒置培养，如产气，则发酵管顶端出现气泡。

实验室最常用的发酵底物有葡萄糖、乳糖、麦芽糖、甘露醇与蔗糖 5 种。

（1）材料：大肠埃希菌和鼠伤寒沙门菌斜面培养物，葡萄糖、乳糖发酵管。

（2）方法：将鼠伤寒沙门菌和大肠埃希菌分别接种于两种糖发酵管中，37 ℃ 倒置培养 18～24 h 观察结果。

首先确定细菌是否生长，细菌生长则培养基变混浊。糖是否被分解根据以下现象判定。

① 培养基未变色，倒置小管中顶端无气泡，表示不产酸不产气，糖未分解，记录结果以"－"表示。

② 培养基变黄，倒置小管中顶端无气泡，表示产酸不产气，以"＋"表示。

③ 培养基变黄，倒置小管中顶端有气泡，表示产酸又产气，以"⊕"表示。

2．O/F（葡萄糖氧化-发酵）试验

细菌对葡萄糖的代谢主要有三种：（1）必须有氧参加的称为氧化型（O）；（2）能在无氧情况下分解糖的为发酵型（F），发酵型细菌无论有氧无氧都能分解葡萄糖；（3）有氧无氧情况下均不分解糖的为产碱型。O/F 试验主要用于革兰阴性杆菌的鉴别，如肠杆菌科细菌均为发酵型；而不发酵菌，如铜绿假单胞菌等，通常为氧化型或产碱型。

（1）材料：大肠埃希菌和铜绿假单胞菌斜面培养物，O/F 试验生化管，灭菌液体石蜡或凡士林。

（2）方法：取 4 支 O/F 试验生化管，置沸水浴中 10 min，除去培养基中的氧。冷却后接种待检菌，大肠埃希菌和铜绿假单胞菌各 2 支，一管加灭菌液体石蜡或凡士林于培养基上层以隔绝空气，另一管不加。置 37 ℃培养 24～48 h，加石蜡或凡士林管培养基不变色而不加者变黄为氧化型，两管均变黄为发酵型，两管均不变色为产碱型。大肠埃希菌为发酵型，铜绿假单胞菌为氧化型。

3．甲基红试验

某些细菌分解葡萄糖产生丙酮酸，丙酮酸可进一步分解，产生甲酸、乙酸、乳酸等酸性物质，使培养基的 pH 降至 4.5 以下，当加入甲基红试剂则呈紫红色，为甲基红试验阳性。若细菌分解葡萄糖产生的酸进一步转化为醇、酮等其他物质，使培养基 pH 在 6.2 以上，加入甲基红试剂呈橘黄色，为甲基红试验阴性。

（1）材料：大肠埃希菌、产气肠杆菌琼脂斜面培养物，葡萄糖蛋白胨水培养基，甲基红试剂。

（2）方法：将大肠埃希菌、产气肠杆菌琼脂斜面培养物分别接种葡萄糖蛋白胨水培养基，37 ℃培养 24 h，于每管中加入甲基红试剂 2～3 滴，紫红色为阳性，橘黄色为阴性。大肠埃希菌为阳性"＋"，产气肠杆菌为阴性"－"。

4．V-P（Voges 和 Proskauer）试验

某些细菌在葡萄糖蛋白胨水培养基中能分解葡萄糖产生丙酮酸，丙酮酸缩合，脱羧

成乙酰甲基甲醇，后者在强碱环境下，被氧化为二乙酰，二乙酰与蛋白胨中的精氨酸所含的胍基生成红色胍缩二乙酰，为 V-P 试验阳性。若培养基中胍基含量少，加入少量含胍基的肌酸或肌酸酐，可加速其反应。

（1）材料：大肠埃希菌、产气肠杆菌斜面培养物，葡萄糖蛋白胨水培养基，含 0.3% 肌酸或肌酸酐的 40% 氢氧化钠水溶液。

（2）方法：将大肠埃希菌、产气肠杆菌斜面培养物分别接种于葡萄糖蛋白胨水培养基中，37 ℃ 培养 24 ~ 48 h，于每管中加入含 0.3% 肌酸或肌酸酐的 40% 氢氧化钠水溶液，充分摇动试管，观察结果。如立即或于数分钟内出现红色反应者为阳性，若未变红应将试管放 37 ℃ 恒温箱孵育 4 h，若呈现红色为阳性，仍不呈现红色为阴性。大肠埃希菌为阴性"－"，产气肠杆菌为阳性"＋"。

（二）含氮化合物代谢试验

1．吲哚（靛基质）试验

有些细菌有色氨酸酶，能分解蛋白胨中的色氨酸形成吲哚。吲哚无色，不能直接观察到，加入柯氏（Kovac's）试剂，则试剂中的对二甲基氨基苯甲醛与吲哚结合成红色的玫瑰吲哚，易为肉眼识别。

（1）材料：大肠埃希菌、鼠伤寒沙门菌斜面培养物，蛋白胨水培养基，柯氏试剂。

（2）方法：将大肠埃希菌、鼠伤寒沙门菌分别接种于蛋白胨水培养基中，37 ℃ 培养 18 ~ 24 h，于每管中加入柯氏试剂数滴，轻轻摇动试管，如表层试剂呈现红色为阳性"＋"，呈黄色则为阴性"－"。

2．硫化氢试验

有些细菌能分解培养基中胱氨酸等含硫氨基酸，生成硫化氢。硫化氢遇铅盐（醋酸铅）或亚铁盐（硫酸亚铁）则形成黑褐色的硫化铅或硫化亚铁沉淀物。黑色沉淀物越多，表示生成的硫化氢量亦越多。实验室常采用含有醋酸铅或硫酸亚铁的培养基检测是否产生硫化氢。

（1）材料：大肠埃希菌、变形杆菌斜面培养物，硫化氢试验培养基。

（2）方法：将大肠埃希菌、变形杆菌用接种针分别穿刺接种于硫化氢试验培养基中，一般穿刺于培养基贴管壁处，37 ℃ 培养 18 ~ 24 h，穿刺线处呈黑褐色者为阳性"＋"，不变色者为阴性"－"。

3．尿素分解试验（脲酶试验）

有些细菌具有脲酶，能分解尿素产生大量氨。氨遇水形成氢氧化铵，使培养基 pH

上升，碱性增加。实验室常采用含尿素的培养基，其中加酚红作指示剂检查尿素分解与否。

（1）材料：大肠埃希菌、变形杆菌琼脂斜面培养物，尿素培养基。

（2）方法：将大肠埃希菌、变形杆菌分别接种于尿素培养基，置 37 ℃ 培养 18 ~ 24 h，培养基颜色变红为阳性" + "，颜色不变则为阴性" - "。

（三）合成代谢产物检查

色素产生试验

细菌产生的色素可分脂溶性与水溶性色素，培养基用蒸馏水配制，只有水溶性色素能溶于水。色素局限于菌本身的为脂溶性色素，如菌有颜色而周围培养基亦变色为水溶性色素。

（1）材料：藤黄微球菌（四联球菌）斜面培养物，铜绿假单胞菌斜面培养物。

（2）方法：观察琼脂斜面上菌苔颜色及周围培养基的颜色，色素局限于菌本身的为产脂溶性色素细菌，如菌有颜色而周围培养基亦变色的为产水溶性色素细菌。

（四）其他重要生化反应

1. 过氧化氢酶（触酶）试验

具有过氧化氢酶的细菌，能催化过氧化氢生成水和初生态氧，生成氧分子而出现气泡。该试验是革兰阳性球菌属间鉴定的一项重要生化反应。

（1）材料：金黄色葡萄球菌和链球菌的平板培养物，3% 过氧化氢溶液（临用时配制）。

（2）方法：分别挑取平板培养基上的待检菌落，置于洁净玻片上，滴加 3% 过氧化氢溶液数滴，观察有无气泡产生。于半分钟内产生气泡者为阳性" + "，不产生气泡者为阴性" - "。金黄色葡萄球菌为阳性，链球菌为阴性。

2. 氧化酶试验

某些细菌（如铜绿假单胞菌等）具有氧化酶，能将盐酸二甲基对苯二胺或盐酸四甲基对苯二胺氧化成紫红色或蓝色的醌类化合物。

（1）材料：氧化酶试验试剂（1% 盐酸二甲基对苯二胺或盐酸四甲基对苯二胺），铜绿假单胞菌和大肠埃希菌的平板培养物。

（2）方法：用滤纸条蘸取被检菌落，用毛细管吸取氧化酶试验试剂，滴加于滤纸条菌落上。阳性"＋"者立刻出现红色，继而逐渐加深（如加的试剂是盐酸四甲基对苯二胺，阳性呈蓝色）。阴性"－"不变色。铜绿假单胞菌为阳性，大肠埃希菌为阴性。

3. PYR（吡咯烷酮 β-萘基酰胺）试验

A 群链球菌和肠球菌产生吡咯烷酮酰肽酶，水解 PYR 基质，释放的 β-萘基酰胺与试剂 N，N-二甲基肉桂醛反应，产生桃红色。本试验可用于 A 群链球菌和其他链球菌的鉴别，也可用于肠球菌的鉴定。

（1）材料：PYR 纸片，PYR 显色指示剂，肺炎链球菌、甲型溶血性链球菌和乙型溶血性链球菌的血液平板培养物。

（2）方法：取 PYR 纸片（放玻片上）以生理盐水浸湿，涂加待检菌（纯菌）3～5 个菌落，或者直接用纸片取菌落，然后置 37 ℃培养箱孵育 3～5 min；同时设不加菌的阴性对照。加入一滴 PYR 显色指示剂于纸片上，0.5～1 min 立即观察结果。阳性者"＋"为桃红色，阴性者"－"不变色。肺炎链球菌、甲型溶血性链球菌均为阴性，A 群链球菌和肠球菌为阳性。

4. 胆汁溶菌试验

胆汁或胆盐能活化肺炎链球菌的自溶酶，促进细菌细胞膜破损或菌体裂解而自溶。

（1）材料。

肺炎链球菌和甲型溶血性链球菌的血液平板培养物及血清肉汤培养液，10% 去氧胆酸钠溶液。

（2）方法。

① 玻片法：在血琼脂平板上选择出待检的呈草绿色溶血的菌落，涂较多菌于玻片上，加 1 滴 10% 去氧胆酸钠溶液，37 ℃培养箱孵育 15～30 min，观察涂细菌处是否变澄清。变澄清为阳性"＋"，不变澄清为阴性"－"。肺炎链球菌为阳性，甲型溶血性链球菌为阴性。

② 试管法：试管内分别加入肺炎链球菌和甲型溶血性链球菌的血清肉汤培养液 1 mL，再于各管中加入 10% 去氧胆酸钠溶液 0.1 mL。摇匀后，37 ℃孵育 30 min，观察液体是否变清亮。液体变清亮透明为阳性"＋"，仍然混浊为阴性"－"。肺炎链球菌为阳性，甲型溶血性链球菌为阴性。

5. 枸橼酸盐（柠檬酸盐）利用试验

某些细菌能以铵盐为唯一氮源，并且利用枸橼酸盐作为唯一碳源，可在枸橼酸盐培养基上生长，分解枸橼酸盐，使培养基变碱性。培养基中的溴麝香草酚蓝指示剂由淡绿色变为深蓝色，为阳性反应"＋"。不能利用枸橼酸盐作为碳源的细菌，在此培养基上不能生长，则培养基不变色，为阴性反应"－"。

（1）材料：大肠埃希菌、产气肠杆菌斜面培养物，枸橼酸盐培养基。

（2）方法：将大肠埃希菌、产气肠杆菌斜面培养物分别接种于枸橼酸盐培养基，37 ℃培养 18～24 h，观察结果。若有菌苔出现，培养基变为深蓝色为阳性"＋"，产气肠杆菌为阳性。细菌不能生长，培养基不变色（仍为绿色），为阴性"－"，大肠埃希菌为阴性。

6．胆汁-七叶苷试验

胆汁-七叶苷试验是肠球菌的重要鉴定试验之一。培养基中含有七叶苷、Fe^{2+} 和胆汁，胆汁能抑制某些细菌的生长，肠球菌因耐受胆汁可在该培养基中生长，并分解七叶苷生成七叶素。生成的七叶素与 Fe^{2+} 反应，生成黑色化合物，呈阳性结果。

（1）材料：肠球菌、乙型溶血性链球菌的血液琼脂平板培养物，胆汁-七叶苷培养基。

（2）方法：将待检菌接种于胆汁-七叶苷培养基，置 37 ℃培养 18～24 h，培养基颜色变黑为阳性"＋"，颜色不变则为阴性"－"。肠球菌为阳性，乙型溶血性链球菌为阴性。

7．凝固酶试验

详见实验九。

8．动力试验

动力试验常用于革兰阴性杆菌的鉴定。有鞭毛的细菌能在半固体琼脂培养基中运动，动力试验为阳性"＋"，否则为阴性"－"。

（1）材料：鼠伤寒沙门菌、福氏志贺菌斜面培养物，半固体培养基。

（2）方法：将鼠伤寒沙门菌、福氏志贺菌斜面培养物分别穿刺接种于半固体培养基，37 ℃培养 18～24 h 后，观察细菌生长现象。无动力的细菌仅沿穿刺线部分有菌生长，穿刺线清晰，周围培养基清亮，表面不形成菌膜，为动力阴性"－"；而有动力的细菌，沿穿刺线向外散开，故穿刺线模糊不清，培养基变混浊，表面形成菌膜，为动力阳性"＋"。鼠伤寒沙门菌为阳性，福氏志贺菌为阴性。

（五）抑菌生化鉴定

1．新生霉素敏感试验

表皮葡萄球菌对新生霉素敏感，而腐生葡萄球菌对其耐药，因此，可用该试验鉴别两者。

（1）材料：表皮葡萄球菌、腐生葡萄球菌斜面培养物，营养琼脂平板培养基，含 5 μg/片的新生霉素纸片。

（2）方法：将待检菌涂布接种于营养琼脂平板培养基，贴上含 5 μg/片的新生霉素纸片，置 37 ℃培养 16～20 h，量取抑菌圈直径大小。若抑菌圈直径 ≤16 mm 为耐药，>16 mm 为敏感。

2. 杆菌肽敏感试验

A 群链球菌对杆菌肽敏感，而其他链球菌对杆菌肽通常耐药，因此，可用该试验鉴别 A 群链球菌和其他链球菌。

（1）材料：甲型溶血性链球菌、乙型溶血性链球菌和肺炎链球菌的血液琼脂平板培养物，血液琼脂平板培养基，含 0.04 U/片的杆菌肽纸片。

（2）方法：将待检菌涂布接种于血液琼脂平板培养基，贴上含 0.04 U/片的杆菌肽纸片，置 37 ℃培养 18～24 h，量取抑菌圈直径大小。若抑菌圈直径 <10 mm 为耐药，≥10 mm 为敏感。乙型溶血性链球菌对杆菌肽敏感，甲型溶血性链球菌。

3. Optochin 敏感试验

Optochin（乙基氢化羟基奎宁）能干扰肺炎链球菌叶酸合成，抑制该菌生长，而其他链球菌对 Optochin 耐药，因此，可用该试验鉴别肺炎链球菌与其他链球菌。

（1）材料：甲型溶血性链球菌、乙型溶血性链球菌、肺炎链球菌的血液琼脂平板培养物，血液琼脂平板培养基，含 5 μg/片的 Optochin 纸片。

（2）方法：将待检菌涂布接种于血液琼脂平板培养基，贴上含 5 μg/片的 Optochin 纸片，置 37 ℃培养 18～24 h，量取抑菌圈直径大小。若抑菌圈直径 <14 mm 为耐药，≥14 mm 为敏感。肺炎链球菌为敏感，甲型溶血性链球菌、肺炎链球菌为耐药。

思考题

（1）细菌的生化反应有何意义？

（2）在本实验中，哪些生化反应属于碳水化合物的代谢检查？哪些属于含氮化合物的代谢检查？

（3）试述几种常用生化反应试验的原理及用途。

（4）鉴定化脓性球菌和肠杆菌科细菌，常用的生化反应有哪些？

（房红莹）

实验四　细菌在自然界及人体的分布

一、目的要求

（1）通过实验证明微生物广泛分布于自然界、动物和人类体表及与外界相通的腔道中。

（2）掌握不同环境中微生物的检查方法。

二、实验内容

细菌种类繁多，繁殖迅速，分布广泛。无论空气、土壤、水、食物、各种物体和器械的表面，以及动物与人类的体表和与外界相通的腔道中都有细菌存在。在进行微生物学实验时，可能因实验材料污染外界杂菌而影响结果。在外科手术时，伤口可被空气和手术器械的微生物污染而引起感染。在生产及物质储存过程中，药物易被环境中微生物污染而变质。了解细菌在自然界及正常人体中的分布，对于在医药实践与科学实验中树立无菌观念有着重要的意义。

（一）空气中细菌的检查

1. 空气中细菌的定性检查

（1）材料。

营养琼脂平板培养基。

（2）方法。

① 将琼脂平板置于室内不同处，打开盖子暴露于空气中 15～30 min，然后盖上皿盖，置 37 ℃培养 18～24 h。

② 观察平板上菌落数量及菌落特点。

2．空气中细菌的定量检测

（1）材料。

营养琼脂平板培养基。

（2）方法。

① 采样点的选择：如实验室面积≤30 m²，设内、中、外对角线 3 点，内外点距离墙壁 1 m 处；如实验室面积≥30 m²，设 4 角及中央五点，4 角距离墙壁 1 m 处。

② 采样：将普通平板（直径为 9 cm）放在室内各采样点处，采样点距地面 1.5 m，打开平皿盖，扣放在平板旁边，暴露 5 min，盖上平皿盖。

③ 培养：37 ℃培养 48 h，计数菌落数。

④ 结果计算：

细菌总数（CFU/m³）＝50,000 N/AT

其中：A 为普通平板面积（cm²）；T 为平板暴露时间（min），N 为平均菌落数（CFU）。

（二）土壤中细菌（厌氧性细菌）的检查

1．材料

地表深处土壤，庖肉培养基。

2．方法

取少量泥土用无菌生理盐水稀释沉淀后，取 1 mL 上清液，接种于庖肉培养基中，37 ℃培养 2~3 d，观察细菌生长情况。

（三）自来水样中细菌的检查（薄膜过滤法）

1．材料

自来水样，营养琼脂平板培养基。

2．方法

取 10 mL 供试自来水样，注入装有 0.45 μm 滤膜的滤器中（如水样含菌量较多，可减少过滤水样量，或将水样适当稀释），正压或负压条件下过滤。用 pH 为 7.0 的无菌氯化钠-蛋白胨缓冲液或其他适宜的冲洗液冲洗滤膜。冲洗后取出滤膜，菌面朝上贴于营养琼脂平板上。37 ℃培养 24~48 h 后，观察滤膜上菌落数量及菌落特点。

（四）人体皮肤和黏膜细菌的检查

1．手指的细菌检查

（1）材料：营养琼脂平板培养基。

（2）方法：将一手指轻轻在培养基表面按压涂抹后，37 ℃培养 18～24 h，观察菌落数量及特征。实验时可将琼脂平板划分为 4～6 区，可同时进行多个标本的检查。

2．咽喉部的细菌检查

（1）材料：血液琼脂平板培养基，无菌棉拭子等。

（2）方法：无菌棉拭子以少量无菌生理盐水湿润后，自咽喉部（近扁桃体处）取材。取材时检查者背对光线站立，被检查者面对光线坐好。将取好的材料涂于血琼脂平板一角，弃棉拭子于消毒缸中，再用无菌接种环于涂抹处取材，然后分区划线分离。置37 ℃培养 18～24 h，观察菌落特征。

思考题

（1）了解自然界中的细菌存在有什么实际意义？

（2）咽喉部细菌检查为什么要用血琼脂平板？

（3）在微生物学实验中，为什么要进行无菌操作？

（房红莹）

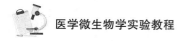

实验五　理化因素对细菌的影响

一、目的要求

（1）掌握微生物学实验室中常用的消毒灭菌方法。

（2）验证细菌芽胞具有较强的抵抗力。

（3）了解常用化学消毒剂对细菌的抑菌作用。

二、实验内容

微生物与外界环境有着密切的关系，当用适当的理化因素处理时，可使微生物生长受到抑制或死亡。

（一）紫外线杀菌试验

波长240～300 nm的紫外线（包括日光中的紫外线）有杀菌作用，紫外线作用于DNA，使一条DNA链上两个相邻的胸腺嘧啶以共价键结合，形成胸腺嘧啶二聚体，干扰DNA的复制与转录，导致细菌的变异或死亡。但紫外线穿透力较弱，适合空气和物品表面消毒，且对细菌的芽胞没有作用。

1．材料

金黄色葡萄球菌、枯草芽胞杆菌斜面培养物，营养琼脂平板培养基。

2．方法

（1）将一营养琼脂平板培养基分为两个区域，以连续划线法，分别接种金黄色葡萄球菌和枯草芽胞杆菌。

（2）将平皿盖横遮两菌平板的一半，另一半暴露于紫外线灯下 30 cm 处。

（3）照射 30 min 后，盖好平皿盖，置 37 ℃培养 18～24 h 后观察结果。

（二）热力灭菌法

高温可使细菌蛋白质变性凝固或破坏其膜结构。热力灭菌法分为干热灭菌和湿热灭菌两大类，在同一温度下，后者的效力比前者大，其原因是：① 湿热中菌体蛋白较易凝固变性。② 水分子的穿透力比空气强。③ 水蒸气有潜热效应存在，水由气态变为液态时放出大量的潜热，可迅速提高被灭菌物体的温度。湿热灭菌中，高压蒸汽灭菌法是一种灭菌效果良好的方法。

1．干热灭菌法

适用范围：玻璃器皿如平皿、试管、吸管、三角瓶等。

使用方法如下。

① 待灭菌的玻璃器皿应洗净晾干（如有水，易破裂）。

② 放置物件不可太密，以免内部热度不均。

③ 各物件放置妥当后，即可关门加热，此时顶部活门应开放，使冷气逸出，待温度上升至 60 ℃时，将活门关闭，使温度逐渐上升。一般用 160～170 ℃加热 2 h，即可使芽胞及繁殖体全部被杀死。

④ 灭菌完毕后，待温度降至 60 ℃左右，方可开门取物，否则玻璃器皿有炸裂危险。

⑤ 如仅需使玻璃器皿干燥，则可用上述方法将温度升至 100 ℃维持 1 h。

2．湿热灭菌法

（1）煮沸灭菌法。

适用范围：器械消毒如剪刀、镊子、刀、注射器、橡皮手套等。

使用方法：物品一般经煮沸 5～10 min 后即可应用，如欲杀死芽胞则须煮沸 1～2 h。此外，水中加入 2% 碳酸钠可以提高沸点，并可防止金属器械生锈。

（2）流动蒸汽灭菌法。

适用范围：适用于不耐高温的培养基，如明胶培养基、牛乳培养基及含糖培养基等。

使用方法如下。

① 底层先加水，再将要灭菌的物品置于搁板上，加盖。

② 加热，待温度升至 100 ℃时开始计时，一般需 30～60 min，因不能杀死芽胞故须用间歇灭菌法，即每天消毒 1 次，连续 3 次，每次消毒完毕后，取出物品于 37 ℃

温箱过夜，目的在于使细菌芽胞发芽成为繁殖体，然后再经第 2、3 次消毒即可达到完全灭菌的目的。

（3）高压蒸汽灭菌法。

高压蒸汽灭菌器是一个密闭、耐高压的蒸锅，灭菌的温度取决于蒸汽的压力。在 103.4 kPa（1.05 kg/cm²）蒸汽压下，温度达到 121.3 ℃，维持 15~20 min，可杀灭包括细菌芽胞在内的所有微生物。

适用范围：耐高热的培养基、生理盐水、废弃的细菌培养物、外科敷料、手术衣等。

使用方法如下。

① 先将水加入底层，再将物品放入灭菌器内，不可太挤，将灭菌器盖子旋紧。

② 加热使水产生蒸汽，将排气活门开放，使器内冷空气全部排出，待器内充满蒸汽时，即将排气活门关闭，使灭菌器密闭，器内压力逐渐上升，至 103.4 kPa（1.05 kg/cm²）时计算时间，维持 15~20 min 即可。

③ 注意：压力器所示磅数与温度要同步，否则影响灭菌效果。

④ 含糖培养基、明胶培养基可用 55.2~68.9 kPa（0.56~0.7 kg/cm²）灭菌 25 min，压力过高或时间过长可使培养基内成分破坏。

⑤ 灭菌完毕后，稍稍打开排气活门，徐徐放气，使容器内压力慢慢下降。

（三）过滤除菌法

过滤除菌（也称过滤灭菌）是用滤孔细小的滤器装置，将含菌液体加压过滤（用正压或负压），使细菌等较大物体被滤菌器阻挡不能通过，而获得无菌澄清液体。常用于除去糖溶液、血清、腹水、某些药物等不耐热液体中的细菌，亦可用来分开细菌和病毒、细菌和毒素等。滤菌器的种类很多，现常用的有不锈钢过滤器和微型塑料过滤器，均以硝酸纤维微孔滤膜为过滤介质，滤膜孔径主要有 0.22 μm、0.3 μm、0.45 μm 三种不同规格，其中 0.22 μm 滤膜可滤除所有细菌，0.3 μm 滤膜可滤除小细菌，而 0.45 μm 滤膜仅滤除一般细菌。在制药业中，可利用过滤除菌法进行药品的无菌检验。

（四）化学消毒剂的抑菌试验

许多化学药品能使细菌蛋白质变性，或妨碍细菌代谢中某些重要酶的活性，或有损伤其细胞膜等作用，导致细菌停止生长繁殖，甚至死亡，这些化学药品可被用作消毒剂或防腐剂。常用的体外测定化学消毒剂或药物抑菌能力的方法有两大类：琼脂扩散法与浓度系列稀释法。

琼脂扩散法是利用药物能够渗透至琼脂培养基的性能，将实验菌混入琼脂培养基后倾注成平板，或将试验菌涂布于琼脂平板的表面，然后用不同的方法将药物置于已含试验菌的琼脂平板上。常用的方法有纸片法、打孔法、管碟法及挖沟法等，其中纸片法最常用。

纸片法是微生物学实验中广泛采用的一种方法。将纸片贴于接种了试验菌的培养基表面，纸片中的药物可不断地吸收水分向周围扩散，在纸片周围形成递减的药物浓度，可使纸片周围出现一圈无菌生长的透明区域，称抑菌圈。对化学消毒剂和抗菌药物而言，抑菌圈的大小反映试验菌对该消毒剂或药物的敏感程度。

1. 材料

（1）菌种：大肠埃希菌、金黄色葡萄球菌 18～24 h 斜面培养物。

（2）化学消毒剂：2.5% 碘酒，0.1% 新洁尔灭，2% 汞溴红，2% 甲紫。

（3）其他：营养琼脂平板培养基，无菌滤纸片，镊子。

2. 方法

（1）分别以接种环取金黄色葡萄球菌或大肠埃希菌，作连续划线，使之密布于营养琼脂平板培养基的表面。

（2）镊子灭菌后，取无菌圆形滤纸片（直径 6 mm），分别浸于各种化学消毒剂内，取出时使纸片与试管内壁接触，去除多余药液，分别贴在接种有细菌的琼脂平板表面，各纸片间的距离要大致相等（图 5-1）。

（3）平板置 37 ℃ 培养 18～24 h 后，观察各浸药纸片周围有无抑菌圈，并比较各抑菌圈的大小。

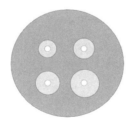

图 5-1 化学消毒剂的抑菌作用

思考题

（1）热力灭菌法有哪几种？各适用于哪些物品？

（2）紫外线杀菌试验中，为什么选用金黄色葡萄球菌与枯草杆菌？紫外线杀菌应注意些什么？

（3）过滤除菌常选用的微孔滤膜孔径为多少微米？其除菌的原理及适用范围是

什么？

（4）对可以形成芽胞的污染物，可选择哪些方法来消毒灭菌？

（5）下列各物品（体温计、平皿、注射器、试管、营养琼脂培养基）宜采用何种方法进行消毒灭菌？

（6）某公司推出一种新型饮料，并声称是100％纯天然产品，不含防腐剂。利用你所掌握的微生物学知识，设计一个简单实验来初步判断此饮料是否含防腐剂。

（房红莹）

实验六　抗菌药物的敏感性试验

一、目的要求

（1）掌握纸片扩散法原理、操作方法、结果的判读及其临床意义。

（2）熟悉微量肉汤稀释法的原理、操作方法、结果判读及临床意义。

（3）熟悉 E-test 的原理、操作方法、结果判读及其临床意义。

（4）了解纸片扩散法、微量肉汤稀释法的质量控制。

二、实验内容

抗生素是临床上最常用的治疗细菌性感染的药物。不同致病菌对抗生素的敏感性不同，而在治疗过程中，细菌对药物的敏感性又常会发生改变，即产生耐药性，所以测定细菌对抗菌药物的敏感性对在临床治疗中选择用药、及时控制感染都有重要意义。常用的药敏检测方法包括纸片扩散法（disc diffusion test）、稀释法（dilution test）、抗菌药物梯度法（E-test）和自动化仪器法。

（一）纸片扩散法

纸片扩散法也称为 Kirby-Bauer（K-B）抗生素试验。其操作方法是将含有定量抗菌药物的纸片贴在已经接种测试菌的琼脂平板上，纸片中的药物不断向纸片周围区域扩散，形成递减的浓度梯度，在纸片周围抑菌浓度范围内的细菌生长被抑制，形成透明的抑菌圈（bacterial inhibition ring）。抑菌圈的大小反映测试菌对测定药物的敏感程度，并与该药的最低抑菌浓度（Minimum Inhibitory Concentration，MIC）呈负相关，即抑菌圈越大，MIC 越小。

纸片扩散法的应用十分广泛，其优点在于成本低廉、药物选择灵活、操作简便、结果直观明显，缺点是精确度稍差，通常做定性实验用。另外试验本身受许多因素的影响，必须通过实施质控监测，即将质控菌株与检测菌在平行条件下进行药敏试验，质控菌株的抑菌圈符合预期范围，药敏试验结果才可信。

1. 材料

大肠埃希菌和金黄色葡萄球菌 6~8 h 肉汤培养物，青霉素、链霉素、头孢拉定、丁胺卡那等抗生素药敏纸片，水解酪蛋白（Mueller-Hinton，MH）琼脂平板、镊子、无菌棉签。

2. 方法

（1）用无菌棉签蘸取培养 6~8 h 的金黄色葡萄球菌及大肠埃希菌肉汤培养物，分别浓密地涂布于琼脂平板表面（注意棉签不可过湿，涂布要均匀、致密），待稍干。

（2）用无菌镊子将含有各种药品的滤纸片按一定间隔贴在平板的不同区域。

（3）37 ℃培养 18~24 h 后观察结果，量取各种抗生素滤纸片周围抑菌圈的直径，按表 6-1 确定其对药物的敏感情况。注意对比两种细菌对各抗生素敏感性的差异。

（4）质量控制是保证药敏试验结果准确性的前提。不同种属的细菌，其药敏试验所选择的标准菌株有所不同（表 6-2）。

表 6-1　药敏试验结果读取表

抗菌药物	菌种	纸片含药量	抑菌圈直径/mm			MIC（μg/mL 或 U/mL）	
			耐药	中介	敏感	耐药	敏感
丁胺卡那（阿米卡星）		30 μg	≤14	15－16	≥17	＞16	≤16
氨苄青霉素	革兰阴性肠杆菌和肠球菌	10 μg	≤11	12－13	≥14	≥32	≤8
	葡萄球菌和对青霉素 G 敏感者	10 μg	≤20	21－28	≥29	＞32	≤0.2
	嗜血杆菌	10 μg	≤19	－	≥20	＞2	≤2
头孢拉定（先锋Ⅵ）		30 μg	≤14	15－17	≥18	≥32	≤10
庆大霉素		10 μg	≤13	13－14	≥15	≥8	≤4
卡那霉素		30 μg	≤13	14－17	≥18	≥25	≤6
青霉素 G	葡萄球菌	10 U	≤20	21－28	≥29	≥0.2	≤0.1
	其他细菌	10 U	≤11	12－21	≥22	≥32	≤1.5
链霉素		10 μg	≤11	12－14	≥15	≥15	≤6

续表

抗菌药物	菌种	纸片含药量	抑菌圈直径/mm			MIC（μg/mL 或 U/mL）	
			耐药	中介	敏感	耐药	敏感
四环素		30 μg	≤14	15－18	≥19	≥12	≤4
万古霉素		30 μg	≤9	10－11	≥12	—	≤5

表 6-2　药敏试验标准菌株抑菌圈直径

抗菌药物	纸片含药量	抑菌圈直径/mm		
		金黄色葡萄球菌（ATCC25923）	大肠埃希菌（ATCC25922）	铜绿假单胞菌（ATCC27853）
丁胺卡那（阿米卡星）	30 μg	18－24	18－24	15－22
氨苄青霉素	10 μg	24－25	15－20	—
头孢拉定（先锋 VI）	30 μg	16－20	25－32	22－29
庆大霉素	10 μg	19－27	19－26	16－21
卡那霉素	30 μg	19－26	17－25	6
青霉素 G	10 U	26－37	—	—
链霉素	10 μg	14－22	12－20	—
四环素	30 μg	19－28	18－25	9－14
万古霉素	30 μg	15－19	—	—

（二）肉汤稀释法（微量法）

稀释法的操作方法是通过测定细菌在含一系列倍比稀释抗生素的肉汤或琼脂培养基中的生长情况，以确定 MIC。根据培养基类型不同，稀释法可分为琼脂稀释法和肉汤稀释法。其中，肉汤稀释法包括宏量肉汤稀释法和微量肉汤稀释法。宏量肉汤稀释法又称试管法，其优点是准确性高，但操作复杂。目前微量肉汤稀释法已经可以利用商品化的96 孔聚乙烯"U"形微量板，可同时检测多种菌株。其原理为：聚乙烯板内含有各种稀释度的抗菌药物，加入定量菌液经一定时间培养后观察结果。凡孔底部清晰、不出现细菌沉淀的最低药物浓度即为该抗菌药物对细菌的 MIC，根据美国临床和实验室标准化协会（Clinical and Laboratory Standards Institute，CLSI）标准判断其敏感或耐药。

1. 材料

大肠埃希菌和金黄色葡萄球菌 4～6 h 的 MH 肉汤培养物，青霉素 G、链霉素、0.1 mmol/L 磷酸盐缓冲液（PBS，pH 6.0）、0.5 麦氏比浊管、无菌试管、无菌 96 孔聚

乙烯 "U" 形微量板、微量加样器、MH 琼脂和 MH 肉汤培养基、CAMHB（调节阳离子浓度的 MH 肉汤）等。

2．方法

（1）抗菌药物用 PBS 稀释至 5,120 U/mL，称为原液。用 PBS 将原液稀释为系列浓度（表 6-3）。在微量聚乙烯微孔板中加入各种不同浓度的抗生素 100 μL，同时作无药的 PBS 阴性对照。

（2）用 PBS 稀释肉汤培养物以制备 0.5 麦氏比浊管浊度的菌液，然后 1:200 稀释，使最终浓度为 $1 \sim 5 \times 10^5$ CFU/mL。

（3）用微量加液器接种 100 μL 到聚乙烯微孔板中，盖上盖板。37 ℃培养 16～20 h 后观察结果。

（4）结果判读：肉眼观察各孔培养液的浊度或仪器自动判读。按照 CLSI 标准报告细菌对某种抗菌药物为敏感、耐药或中介。

表 6-3 液体稀释法药敏试验的抗生素溶液稀释方案

管号	抗生素原浓度/（U/mL）	抗生素来源管号	取药体积/mL	CAMHB 体积/mL	抗生素最终浓度/（U/mL）
1	5120（原液）	原液	1	9	512
2	512	1 号管（最终浓度，下同）	1	1	256
3	512	1 号管	1	3	128
4	512	1 号管	1	7	64
5	64	4 号管（最终浓度，下同）	1	1	32
6	64	4 号管	1	3	16
7	64	4 号管	1	7	8
8	8	7 号管（最终浓度，下同）	1	1	4
9	8	7 号管	1	3	2
10	8	7 号管	1	7	1
11	1	10 号管（最终浓度，下同）	1	1	0.5
12	1	10 号管	1	3	0.25
13	1	10 号管	1	7	0.125

（三）E-test 法

E-test 法是一种操作简便且结合稀释法和扩散法原理对抗菌药物敏感性直接定量的药敏试验技术。E-test 试条是一条 5 mm×50 mm 的非渗透性无孔试剂载体，一面固定有一系列预先制备的浓度呈连续指数增长稀释的抗菌药物，另一面有读数和判别的刻度。

抗菌药物的梯度可覆盖有 20 个 MIC 对倍稀释浓度的宽度范围，其斜率和浓度范围对判别有临床意义的 MIC 范围和折点具有较好的关联。使用时只要将检测条贴于琼脂平板表面，药物经扩散会形成一个连续变化的浓度梯度，经培养后平板上会根据待检菌株耐药性的差异形成大小不同的椭圆形抑菌圈，在抑菌圈与测试条的交界处所对应的数值即为该药物的 MIC 值。

1．材料

大肠埃希菌、金黄色葡萄球菌、铜绿假单胞菌的斜面培养物、MH 琼脂平板、无菌生理盐水、0.5 麦氏比浊管、E-test 试条、无菌棉签、镊子、接种环等。

2．方法

（1）菌液的准备：挑取斜面上的菌苔，用无菌生理盐水制备成 0.5 麦氏比浊管浊度的菌液。

（2）接种：用无菌棉签浸入细菌悬液中，将拭子在试管壁上轻轻挤压以挤去过多的菌液。棉签在三个方向平均涂抹于琼脂表面（每次转 60°角）使菌液均匀分布，最后沿平板内缘涂抹一周。

（3）放置 E-test 试条：用镊子将 E-test 试条抗菌药物的一面贴向琼脂表面，有刻度的一面向外，直径 140 mm 的平板可放置 6 条，90 mm 平板只能放置 1~2 条。

（4）孵育：置平板于 35 ℃孵育 16~24 h。

（5）结果判读：孵育后形成一条椭圆形的抑菌圈，读取抑菌圈与 E-test 试条的交界处的刻度，即为抗菌药物对该菌的最小抑菌浓度（图 6-1）。

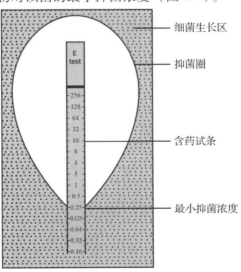

图 6-1　E-test 结果示意图

思考题

（1）何谓抗生素？如何选择最为合适的抗菌药物敏感试验方法？

（2）影响抗菌药物抑菌圈大小的因素有哪些？抑菌圈大小是否可准确反映抗菌药物抑菌能力的强弱？

（董　宁）

实验七　细菌的遗传与变异

一、目的要求

（1）通过实验观察各种变异现象，了解变异的原因。

（2）验证 R 质粒可以传递耐药性。

二、实验内容

细菌同一般生物一样，也具有遗传性与变异性。细菌在一定的环境条件下，其性状相对稳定，能传给后代，维持其种属的特征，称为细菌的遗传性。由于环境因素改变或因内在遗传因素（基因）的变化，细菌的性状可以发生改变。前者为细菌的表型变异，后者为细菌的基因型变异（遗传变异）。

在基因型变异中，R 质粒常存在于某些耐药的革兰阴性肠道杆菌细胞质中，可通过细菌之间的接合作用而传递耐药信息，使受体菌发生耐药性变异。临床上有时需对某些细菌的耐药情况进行了解，常对分离到的细菌作药物敏感试验。体外测得的药敏试验结果可作为对患者选用治疗药物的参考。

（一）细菌鞭毛的变异——H-O 变异

变形杆菌因有鞭毛，在营养琼脂平板培养基表面可形成特殊的迁徙生长现象，即从接种处向四周呈波纹状扩散生长。如果培养在含 0.1% 苯酚琼脂平板培养基上，细菌就不能产生鞭毛，不形成迁徙现象。

1. 材料

普通变形杆菌 18~24 h 斜面培养物、营养琼脂平板培养基和 0.1% 苯酚琼脂平板培养基。

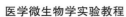

2．方法

（1）分别在营养琼脂平板培养基和 0.1％苯酚琼脂平板培养基的边缘点种变形杆菌，勿将细菌划开。

（2）37 ℃培养 24 h 后，观察有无迁徙生长现象。

（二）细菌的生理变异——菌落 S-R 变异

1．材料

光滑型（S 型）与粗糙型（R 型）大肠埃希菌液体培养物，营养琼脂平板培养基。

2．方法

将 S 型和 R 型大肠埃希菌分别接种于营养琼脂平板培养基，37 ℃培养 24 h 后，观察平板上菌落的差异，并加以描述。

（三）细菌细胞壁缺陷形态的观察

1．材料

炭疽芽胞杆菌 12 h 琼脂斜面培养物，营养肉汤培养基等。

2．方法

（1）将琼脂斜面上的炭疽芽胞杆菌接种至 2 mL 营养肉汤培养基中，35 ℃水浴孵育 6 h。

（2）加入青霉素（5 U/mL）0.2 mL，继续培养 1 h 后用甲醛固定（每毫升肉汤含 2％甲醛）串珠形态，室温作用 10 min。

（3）固定完成后，离心弃上清，在沉淀物中加一滴亚甲基蓝染液，染色 5 min 后涂片。

（4）油镜观察炭疽芽胞杆菌正常及串珠形状。

（四）R 质粒接合转移试验

细菌耐药基因位于质粒或染色体上，有些耐药的细菌，特别是肠道杆菌，带有可传递的耐药性因子（resistance factor，R），这种耐药性质粒的 DNA 可经接合作用，由供体菌传给受体菌，使后者也获得相应的耐药性。本实验的供、受体菌单独在含氯霉素（Cm）和利福平（Rif）的选择培养基中国蓝平板上均不能生长。只有当供体菌把耐药性质粒传递给受体菌，获得了供体菌耐药基因的接合子才能在含有 Cm 和 Rif 的中国蓝平板上长出蓝色菌落。

1．材料

（1）营养肉汤培养基、中国蓝平板内含 Cm 和 Rif（Cm 20 μg/mL，Rif 100 μg/mL）。

（2）供体菌为多重耐药的福氏志贺菌 D_{15}，耐链霉素、氯霉素、四环素（Sm^r、Cm^r、Tc^r）；受体菌为大肠埃希菌 $K_{12}W1485$，耐利福平（Rif^r）。

2．方法

（1）细菌活化。

① 将供体菌和受体菌分别接种于中国蓝平板上，37 ℃培养过夜。

② 分别将过夜培养的两种细菌接种于 1 mL 营养肉汤培养基，37 ℃培养 5 ~ 6 h。

（2）接合。

① 吸取供、受体菌液各 0.2 mL 于 0.5 mL 营养肉汤培养基中，37 ℃水浴中接合 2 h。

② 在含 Cm + Rif 的中国蓝平板上，按图 7-1 涂布 0.05 mL 接合菌、受体菌和供体菌，置 37 ℃培养过夜。

3．结果

在 Cm + Rif 中国蓝平板上，供、受体菌均不生长。只有接合菌长出较大、不透明的蓝色菌落。

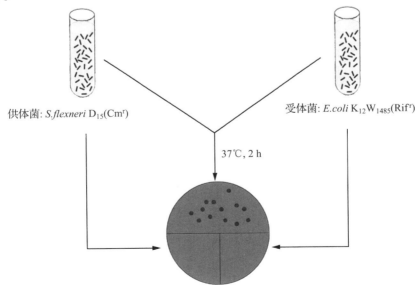

供体菌: *S.flexneri* D_{15}(Cm^r)　　　　　受体菌: *E.coli* $K_{12}W_{1485}$(Rif^r)

37℃, 2 h

图 7-1　接合子在含有氯霉素和利福平的中国蓝平板上的生长情况

思考题

（1）本实验中变形杆菌的鞭毛变异属于遗传变异还是表型变异？

（2）R 质粒在临床上有何实际意义？

（3）基因转移的方式有哪几种？各有何特点？

（吴淑燕）

实验八　细菌的致病作用

一、目的要求

（1）掌握检测热原质常用的测定方法。

（2）熟悉细菌外毒素测定的常用方法。

（3）掌握 ELISA 双抗体夹心法的原理和方法。

二、实验内容

细菌的毒力主要包括侵袭力和毒素。细菌的侵袭力包括黏附、定植和产生侵袭性相关物质的能力，如菌体的表面结构（黏附素、荚膜）、侵袭性物质（侵袭素、侵袭性酶类）、生物被膜等。细菌所产生的侵袭性酶类有凝固酶、链激酶、透明质酸酶等。毒素有内、外毒素两种。

（一）透明质酸酶试验

1．材料

家兔，透明质酸酶针剂，台盼蓝或印度墨汁，1 mL 注射器和针头，乙醇棉球等。

2．方法

（1）剪去家兔背部两侧注射部位的毛并消毒。

（2）将透明质酸酶用生理盐水作 1∶100 稀释，并与台盼蓝等量混合。

（3）于家兔背部一侧皮内注射透明质酸酶与台盼蓝混合液 0.1 mL，另一侧注射生理盐水与台盼蓝混合液 0.1 mL 作为对照。注射时避免液体漏出，以免皮肤着色影响结果的观察。

（4）注射 10 h 以后观察结果，比较两侧台盼蓝扩散范围的大小。

（二）铜绿假单胞菌外毒素测定（ELISA 双抗体夹心法）

外毒素的测定有动物试验、细胞培养、基因测定和免疫学方法等。免疫学方法常用酶联免疫吸附试验（ELISA）中的双抗体夹心法。

ELISA 是以免疫学反应为基础，将抗原、抗体的特异性反应与酶对底物的高效催化作用有机结合起来的一类特异、敏感的检测方法。其原理是根据抗原和抗体具有能吸附到固相载体表面并仍保持其免疫学活性的特点，将免疫反应局限在固体载体表面进行。先将抗原或抗体包被于固相载体，再加入待检样品，其中的相应抗体或抗原即可与包被的抗原或抗体结合，再加入酶标记的抗抗体或特异性抗体与之形成复合物，此时固相上的酶量与标本中被检物质的量呈一定的比例。加入酶反应的底物后，酶将其催化产生水解、氧化反应，底物由无色变成有色，结果可用肉眼观察或用分光光度计测定光密度值，进行定性或定量分析。该方法既有抗原抗体反应的特异性，又有酶促反应的放大作用，且每加入一种试剂孵育一定时间后，可通过洗涤除去多余的游离物，从而保证了实验结果的特异性和稳定性；因此其具有敏感性高，特异性强，操作简便，结果易观察，便于大批量检测等特点。

ELISA 方法根据检测对象（抗原或抗体）的不同、定性或定量的不同，有多种方法，其中双抗体夹心法常用于抗原的定性或定量检测。

本试验用双抗体夹心法测定标本中的绿脓杆菌外毒素 A（Pseudomonas Exotoxin A，PEA）水平。往预先包被人抗 PEA 捕获抗体的包被微孔中，依次加入 PEA、辣根过氧化物酶（HRP）标记的 PEA 抗体，反应后形成抗体-抗原-酶标记抗体复合物，经过彻底洗涤后加含有 H_2O_2 的底物 TMB 显色。TMB 在 HRP 的催化下转化成蓝色，并在酸的作用下转化成最终的黄色，颜色的深浅和样品中的 PEA 呈正相关。用酶标仪在 450 nm 波长下测定吸光度（OD 值），通过标准曲线计算样品中 PEA 浓度。

1. 材料

酶标包被板（8 孔×12 条），标准品，样本，标准品稀释液，PEA 抗体-HRP，20×洗涤缓冲液，底物 A（H_2O_2 溶液），底物 B（TMB 溶液），2 mol/L 硫酸终止液，封板膜，自封袋。

2. 方法

（1）标准品的稀释。

5 号标准品：0.8 U/L（150 μL 的标准品加入 150 μL 的标准品稀释液）

4 号标准品：0.4 U/L（150 μL 的 5 号标准品加入 150 μL 的标准品稀释液）

3 号标准品：0.2 U/L（150 μL 的 4 号标准品加入 150 μL 的标准品稀释液）

2 号标准品：0.1 U/L（150 μL 的 3 号标准品加入 150 μL 的标准品稀释液）

1 号标准品：0.05 U/L（150 μL 的 2 号标准品加入 150 μL 的标准品稀释液）

（2）从室温平衡 20 min 后的铝箔袋中取出所需板条，剩余板条用自封袋密封放 4 ℃保存。

（3）设置标准品孔和样本孔，标准品孔各加不同浓度的标准品 50 μL；样本孔中加入待测样本和稀释样本 50 μL；空白孔不加。

（4）除空白孔外，标准品孔和样本孔中每孔加入 PEA 抗体-HRP 100 μL，用封板膜封住反应孔，37 ℃水浴锅或恒温箱温育 60 min。

（5）弃去液体，吸水纸上拍干，每孔加满洗涤液（350 μL），静置 1 min，甩去洗涤液，吸水纸上拍干，如此重复洗板 5 次（也可用洗板机洗板）。

（6）每孔加入底物 A、B 各 50 μL，37 ℃避光孵育 15 min。

（7）每孔加入 2 mol/L 硫酸终止液 50 μL，15 min 内，在 450 nm 波长处测定各孔的 OD 值。

3. 实验结果计算

以所测各标准品的 OD 值为横坐标，标准品的浓度值为纵坐标，绘制标准曲线，根据样品的 OD 值由标准曲线查出相应的浓度，再乘以稀释倍数；或用标准品的浓度和 OD 值得到直线回归方程，将样品的 OD 值代入方程，计算出样品的浓度，再乘以稀释倍数，即为样品的实际浓度。

（三）细菌热原质的测定

细菌热原质是细菌合成的，注入人或动物体内能引起发热反应的物质。产生热原质的细菌大多是革兰阴性（G^-）菌，热原质即其细胞壁的脂多糖（内毒素）。内毒素能溶于水，耐高温，高压蒸汽灭菌（103.4 kPa，1.05 kg/cm^2）20 min 不被破坏。药液及盛放器皿若被细菌污染，即可能有热原质产生，人对热原质非常敏感，极少量进入体内就能引起发热反应，因此临床使用的注射制剂在制备过程中除严格无菌操作外，出厂前也要严格检查，不可含有热原质，常用的检测热原质的方法有家兔发热试验和鲎试验。

1. 家兔发热试验

将一定量的标本经静脉注射家兔，通过对家兔发热情况的判断，反映标本中是否含有热原质，也能确定被检测的注射制剂是否符合国家药典的规定要求。

（1）材料。

① 标本（可选用某注射剂、蒸馏水或 G⁻ 细菌培养上清液等）。

② 家兔，肛表，注射器，6 号针头等。

（2）方法。

① 选 3 只体重 1.5～2 kg 的健康家兔，停食 1 h，用肛表（肛门体温计）分别测量肛温，间隔 1 h 连测 3 次，肛温在 38.5～39.6 ℃ 正常范围内，后两次肛温差小于 0.2 ℃ 的家兔即可供实验用，并取 3 次肛温平均值作为该兔正常体温。

② 测温后 15 min 内，家兔耳静脉注射预温至 37 ℃ 的标本，剂量按肌内注射制剂取 1～2 mL/kg 兔体重，静脉输液制剂限 10 mL/kg 兔体重。

③ 注射后，每隔 1 h 测肛温 1 次，连测 3 次，取最高一次肛温减去正常体温，即为该兔的升温数。

（3）检查与判断。

① 3 只试验家兔中，有 2 只或以上升温数≥0.6 ℃，即热原质阳性。

② 若其中仅 1 只升温数≥0.6 ℃，或 3 只兔子升温数合计为 1.4 ℃ 以上时，应另取 5 只体温合格的家兔重复试验。

③ 复试的 5 只家兔，升温数≥0.6 ℃ 的兔子超过 1 只时，或初试和复试的 8 只家兔升温合计超过 3.5 ℃ 时，即热原质阳性。

④ 阳性结果表明，测试的注射剂中所含热原质超过药典规定，该注射剂不宜用于临床。

注：

① 使用肛表时应涂凡士林，缓慢插入兔肛门约 6 cm 深，1.5 min 后取出，擦去粪便，记下读数。在此期间，固定兔子要合适，避免兔子躁动。

② 每只兔子固定 1 只肛表，以减少误差。

③ 使用的注射器、针头、试管等，最好先于 180 ℃ 烤箱处理 2 h，以除去热原质。

2．鲎试验

鲎是一种海洋节肢动物，其血液及淋巴液中含有一种变形细胞，胞浆内含凝固酶原及凝固蛋白原。当这种细胞裂解物与微量细菌内毒素相遇时，凝固酶原被激活，继而使可溶性的凝固蛋白原变成凝固蛋白，呈现凝胶状态。因此可利用此试验来检测内毒素。鲎试验具有快速、简便、灵敏等优点（目前上市的鲎试剂制品灵敏度可检测 0.1～1 μg/mL 的内毒素）。

（1）材料。

标本（可选用某注射剂、蒸馏水或 G⁻ 细菌培养上清液等），鲎试剂（即鲎变形细胞裂解物，冷冻干燥制品装于安瓿内），标准内毒素，1 mL 吸管，无热原质灭菌蒸馏水。

（2）方法。

① 打开 3 支鲎试剂安瓿，各加 0.1 mL 无热原质蒸馏水使之溶解。

② 于各安瓿中，分别加入标准内毒素（阳性对照）、标本及无热原质蒸馏水（阴性对照）各 0.1 mL。

③ 摇匀后，垂直放于 37 ℃温箱中，1 h 后，观察结果。

（3）结果判断。

① "++"：形成牢固凝胶，倒持安瓿凝胶不动。

② "+"：形成凝胶，但不牢固，倒持安瓿凝胶动。

③ "-"：不形成凝胶。

其中 "++" 和 "+" 均为内毒素阳性。

思考题

（1）细菌产生的与致病相关的物质有哪些？在医学上有何重要意义？

（2）临床注射剂为什么要检测热原质？

（3）试比较内、外毒素的特性。

（房红莹）

实验九　球　菌

一、目的要求

（1）掌握人类主要致病性球菌的形态特征及菌落特点。

（2）掌握凝固酶试验的原理、方法及结果判断。

（3）了解抗链球菌溶素 O 试验的方法、结果判断及临床意义。

二、实验内容

对人类致病的球菌主要引起各种化脓性感染，又称化脓性球菌，其中革兰阳性菌主要包括葡萄球菌属和链球菌属，革兰阴性菌包括脑膜炎奈瑟菌和淋病奈瑟菌等。

（一）形态学检查

1. 观察金黄色葡萄球菌、乙型溶血性链球菌革兰染色涂片标本

金黄色葡萄球菌和乙型溶血性链球菌均为革兰染色阳性球菌，观察时应注意两种细菌的排列方式的不同。

2. 淋病奈瑟菌形态检查

取急性期淋病患者尿道脓液标本，制备涂片，革兰染色后镜检。注意急性期标本中淋病奈瑟菌革兰染色呈阴性，肾形，常呈双排列，多位于中性粒细胞中。

（二）培养特性

1. 葡萄球菌属

（1）材料：金黄色葡萄球菌、表皮葡萄球菌、腐生葡萄球菌斜面培养物，营养琼脂平板培养基。

（2）方法：将三种葡萄球菌分别划线接种于营养琼脂平板培养基，37 ℃培养 18～24 h 后，观察其菌落性状，注意菌落大小、形状、透明度及颜色。

2. 链球菌属

（1）材料：甲型溶血性链球菌、乙型溶血性链球菌平板培养物，血液琼脂平板培养基。

（2）方法：将两种链球菌分别划线接种于血液琼脂平板培养基，于 5% CO_2 中，37 ℃培养 24～48 h 后，观察其在血平板上的菌落性状，注意菌落大小、形状及溶血性，并比较 α-溶血现象和 β-溶血现象的区别。

（三）凝固酶试验

凝固酶试验是鉴别金黄色葡萄球菌和其他葡萄球菌最重要的试验之一。凝固酶可使加有抗凝剂的兔血浆发生凝固，是葡萄球菌的重要毒力因子之一。金黄色葡萄球菌可产生两种凝固酶：结合凝固酶和游离凝固酶。结合凝固酶位于菌体表面，游离凝固酶可分泌到菌体外。因此，对这两种凝固酶的检测应采用不同的检测方法。实验室中，常用玻片法检测结合凝固酶，试管法检测游离凝固酶。

1. 材料

待检金黄色葡萄球菌斜面培养物及营养肉汤培养物，凝固酶阳性、凝固酶阴性葡萄球菌营养肉汤培养物，新鲜兔血浆，营养肉汤培养基，生理盐水等。

2. 凝固酶试验（玻片法）

（1）取 1 片干净载玻片，分两区，用接种环各取 1 环生理盐水分别置于两区。

（2）自斜面培养基上取待检金黄色葡萄球菌与两区中的生理盐水混合均匀，制成浓菌液。注意菌液应无自凝现象发生。

（3）于一侧的细菌悬液内加入兔血浆 1 环，混匀，另一侧不加兔血浆作为对照。

（4）边轻轻摇动玻片边观察结果，若数秒钟内试验侧细菌凝集成块为阳性结果，说明待检菌能产生结合凝固酶。若无凝集，仍呈均匀混浊则为阴性。对照侧菌悬液应始终呈均匀混浊状态。

3．凝固酶试验（试管法）

（1）取小试管 3 支，每支滴加以 1∶4 稀释的新鲜兔血浆 0.5 mL。

（2）在其中一支试管中，滴加待检细菌肉汤培养物 0.5 mL，另两支试管可设为阳性对照管和阴性对照管，阳性对照管中加凝固酶阳性菌株肉汤培养物 0.5 mL，阴性对照管中加肉汤培养基或凝固酶阴性菌株肉汤培养物 0.5 mL。

（3）将 3 支试管置 37 ℃水浴箱中孵育，每隔 30 min，观察一次结果。

（4）在 3 h 内，若试验管和阳性对照管中血浆凝固呈冻胶状，阴性对照管不出现凝固，为阳性。多数凝固酶阳性细菌，在 0.5～1 h 内发生凝固，极少数阳性细菌在 24 h 后才发生凝固，可判为弱阳性。

（四）抗链球菌溶素 O 试验

链球菌溶素是 A 群链球菌产生的重要致病物质之一，具有溶解红细胞、损伤白细胞、血小板等功能。A 群链球菌可产生两种溶素：链球菌溶素 O（SLO）和链球菌溶素 S（SLS）。其中 SLO 对氧敏感，抗原性强，可刺激机体产生抗体，85%～90% 的链球菌感染患者在感染后 2～3 周就可检出抗 SLO 抗体（ASO），活动性风湿热患者的血清 SLO 抗体显著升高。因此，对患者血清中 SLO 抗体的检测常用于风湿热的辅助诊断，称为抗链球菌溶素 O 试验，简称抗 O 试验。

目前，在临床微生物实验室中，常用胶乳凝集试验进行 SLO 抗体的检测。先在患者血清中加入一定量的标准 SLO，使血清中 ASO 与 SLO 结合以中和 ASO。然后再加入胶乳试剂（SLO 包被的胶乳微球颗粒），未被中和的抗体则可与之反应，形成肉眼清晰可见的凝集颗粒，即为阳性结果，反之为阴性。

1．材料

患者血清、抗链球菌溶素 O 胶乳凝集试剂盒等。

2．方法

（1）将患者血清置 56 ℃水浴中孵育 30 min 灭活补体后，以生理盐水作 1∶50 稀释。

（2）在反应板各孔内分别滴加稀释患者血清、阳性对照血清和阴性对照血清各 1 滴（50 μL），再于各孔内滴加 1 滴标准 SLO 溶液，轻轻摇动 2 min，使之混合均匀。

（3）在各孔内滴加 1 滴胶乳试剂，轻轻摇动 8 min 后，观察结果。

（4）出现明显凝集现象为阳性（ASO≥500 U/ml），不凝集为阴性。注意应在规定的时间内观察并记录实验结果，超过规定时间才出现的凝集不作为阳性。

思考题

（1）为什么对葡萄球菌的细菌学检测一定要作致病性鉴定？最常用的是哪种方法？

（2）如何区别葡萄球菌属和链球菌属？

（3）淋病奈瑟菌的形态学检查有何临床意义？

（王　蕾）

本实验微生物图照

实验十　肠杆菌科

一、目的要求

（1）掌握肠杆菌科主要病原菌的重要生化特征。

（2）掌握玻片凝集试验的原理、方法及结果判断。

（3）掌握肥达试验的原理、方法及结果判断。

（4）熟悉常用于肠杆菌科分离培养鉴定的选择培养基和鉴别培养基。

二、实验内容

肠杆菌科是一大群生物学性状相似的革兰阴性杆菌，常定居于人和动物的肠道中，也广泛存在于土壤、水体等自然环境中，可引起各种肠道内和肠道外感染，也是医院感染中最常见的病原菌。肠杆菌科细菌在临床标本中比较常见的有大肠埃希菌、沙门菌、志贺菌、克雷伯菌、变形杆菌等，可根据其生化特征的不同，加以鉴别。

1. 培养特性

肠杆菌科营养要求不高，用于其分离培养的可以是营养琼脂培养基、血液琼脂培养基和多种肠道选择培养基。若标本中带有杂菌，如粪便标本，则肠道选择培养基为首选。

（1）材料。

大肠埃希菌、福氏志贺菌、鼠伤寒沙门菌斜面培养物，麦康凯平板培养基（MAC）、S-S 平板培养基等。

（2）方法。

将大肠埃希菌、福氏志贺菌、鼠伤寒沙门菌分别划线接种于 MAC 和 S-S 平板培养基，37 ℃ 培养 18～24 h 后，观察菌落特征。

MAC 培养基是比较常用的肠道弱选择培养基，其中含胆盐，可抑制革兰阳性（G^+）菌的生长，常用于包括大肠埃希菌在内的肠杆菌科的分离培养。MAC 培养基中还含生化反应底物乳糖和中性红指示剂，能发酵乳糖的细菌，因发酵乳糖产酸，可使中性红指示剂变红，因此，菌落呈红色。不能发酵乳糖的细菌，则菌落为无色或微黄色。

S-S 培养基中含胆盐和煌绿为抑制剂，可抑制 G^+ 菌的生长，并能部分抑制大肠埃希菌的生长，常用于沙门菌和志贺菌的分离培养。S-S 培养基也具有鉴别培养基的特性，其中含有生化反应的底物乳糖和指示剂中性红，能发酵乳糖的细菌因产酸而使菌落呈红色，不发酵者则形成无色或微黄色菌落。能分解含硫氨基酸产硫化氢的细菌还可在菌落中形成黑色沉淀。

2. 生化反应

对肠杆菌科细菌的初步鉴定，通常可用一些复合生化反应。

（1）材料。

大肠埃希菌、福氏志贺菌、鼠伤寒沙门菌斜面培养物，克氏双糖铁斜面培养基（KIA）、动力-吲哚-脲酶培养基（MIU）、蛋白胨水培养基、葡萄糖蛋白胨水培养基、枸橼酸盐培养基等。

（2）方法。

① KIA 试验：用接种针分别取大肠埃希菌、福氏志贺菌、鼠伤寒沙门菌先在 KIA 培养基斜面连续划线接种，再从斜面中心穿刺，并沿原路返回，注意不能穿刺到试管底部（图 10-1），37 ℃ 培养 18～24 h 后，观察结果。KIA 中以酚红为指示剂，含葡萄糖和乳糖，其中葡萄糖的含量是乳糖的十分之一。若细菌能同时发酵葡萄糖和乳糖，大量产酸，则培养基的底层和上层斜面部分均变为黄色。若细菌仅发酵葡萄糖而不发酵乳糖时，产酸量较少，培养基上层斜面部分的酸由于挥发、氧化或被细菌降解氨基酸产生的胺中和，斜面部分仍为红色；而培养基底层处于缺氧状态，产生的酸不易挥发、氧化和

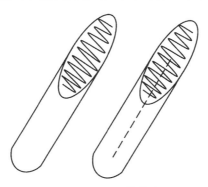

图 10-1　KIA 接种法

中和，呈现黄色。若细菌在发酵糖类时，产酸又产气，则培养基中会产生气泡，甚至导致培养基断裂。若细菌能分解培养基中含硫氨基酸，产生 H_2S，则培养基底层可形成黑色沉淀物。

② MIU 试验：将大肠埃希菌、福氏志贺菌、鼠伤寒沙门菌穿刺接种于 MIU 培养基，37 ℃培养 18～24 h 后，观察结果。MIU 是由动力试验、吲哚试验和脲酶试验组成的复合生化反应培养基，在接种试验菌培养后，滴加柯氏试剂，若培养基上层变红，则为吲哚试验阳性。若细菌分解尿素产氨，则培养基中指示剂酚红变为红色。有动力的细菌可沿穿刺线扩散生长而在培养基中出现羽毛状或云雾状混浊。

③ IMViC 试验：将大肠埃希菌、福氏志贺菌、鼠伤寒沙门菌分别接种于蛋白胨水培养基、葡萄糖蛋白胨水培养基、枸橼酸盐培养基，37 ℃培养 18～24 h 后，观察结果。吲哚试验、甲基红试验、VP 试验和枸橼酸盐利用试验的原理及结果判断详见实验三。

3. 血清学鉴定（玻片凝集试验）

在肠杆菌科细菌的鉴定中，若经生化反应鉴定为沙门菌或志贺菌时，需要以沙门菌、志贺菌单价或多价诊断血清作血清学试验，以明确鉴定或进行分型鉴定。细菌血清学鉴定最常用的方法是玻片凝集试验。

（1）材料。

福氏志贺菌、鼠伤寒沙门菌斜面培养物，志贺菌多价诊断血清，沙门菌 A-F（O）多价诊断血清等。

（2）方法。

① 将载玻片分为两区，在左右两区分别加生理盐水 1 环。

② 用接种环从斜面上取少量试验菌，分别加入生理盐水中并混合均匀。

③ 在载玻片的左侧加志贺菌多价诊断血清 1 环，与菌液混合均匀；同法在载玻片右侧加沙门菌多价诊断血清 1 环。边轻轻摇动玻片，边观察结果。若数分钟内，菌液由混浊变澄清，并出现白色颗粒状凝集物，则为凝集阳性。若菌液仍呈均匀混浊，则为凝集阴性。注意在操作时，勿使菌液干涸而影响现象观察。

4. 肥达试验

用已知的伤寒沙门菌 O、H 抗原，甲型副伤寒沙门菌、肖氏沙门菌的 H 抗原（PA、PB）与患者血清做定量试管凝集试验，测定相应的抗体含量，用以辅助诊断肠热症。

（1）材料。

疑似肠热症患者血清标本，伤寒沙门菌 O、H 菌液，甲型副伤寒沙门菌、肖氏沙门菌 H 菌液等。

（2）方法。

① 取清洁华氏管 28 支，列成 4 排，每排 7 支，各排的第 1 管分别标 TO、TH、PA、PB。

② 吸取生理盐水 0.5 mL 加入各管中。

③ 在每排第 1 管中滴加已 1∶10 稀释患者血清 0.5 mL，血清被稀释为 1∶20。

④ 每排试管中血清的稀释按下法进行：用吸管将第 1 管中液体混匀后，吸取 0.5 mL 滴加入第 2 管，并与其中的生理盐水混匀。从第 2 管中吸取 0.5 mL 至第 3 管中，依次操作至第 6 管，弃去 0.5 mL，第 7 管内不含血清，作为阴性对照。

⑤ 在第一排 7 支试管中，分别滴加伤寒沙门菌 O 菌液 0.5 mL。在第二、三、四排试管中，分别滴加伤寒沙门菌 H 菌液、PA 和 PB 0.5 mL。

⑥ 各管振摇均匀后，置 37 ℃水浴箱或温箱内过夜，次日观察结果。先观察阴性对照管，应无凝集发生，其他 6 管在与对照管比较后，记录各管凝集情况，以 " +++ " " ++ " " + " " - " 表示。以使凝集呈现 " ++ " 反应的血清最高稀释度为其凝集效价，并根据凝集效价作出最后诊断。

表 10-1　肥达试验方法

管号	1	2	3	4	5	6	7
生理盐水/mL	0.5	0.5	0.5	0.5	0.5	0.5	0.5
1∶10 患者血清/mL	0.5	0.5	0.5	0.5	0.5	0.5	—
						弃去 0.5	
菌液/mL	0.5	0.5	0.5	0.5	0.5	0.5	0.5
血清最后稀释度	1∶40	1∶80	1∶160	1∶320	1∶640	1∶1280	

" +++ " 表示完全凝集，管内液体澄清，凝集块全部沉于管底。" ++ " 表示部分凝集集，部分细菌凝集而沉淀，上层液仍显混浊。" + " 表示小部分凝集，液体呈混浊现象，管底有少量细菌凝块。" - " 表示无凝集，管内液体和对照管同样混浊。

思考题

（1）什么是选择培养基？从粪便标本中分离大肠埃希菌、沙门菌和志贺菌，该选用何种选择培养基？

（2）是否经染色镜检、分离培养和生化反应三大项试验即可鉴别确定为何种病原菌？

（3）肥达试验的原理是什么？在临床上有何意义？在分析试验结果时应考虑哪些问题？

（王　蕾）

实验十一　白喉棒状杆菌

一、目的要求

（1）掌握白喉棒状杆菌革兰染色、阿培脱染色及奈瑟染色的形态特征。

（2）熟悉白喉棒状杆菌在亚碲酸钾血琼脂平板培养基，吕氏血清斜面培养基上的培养特性。

（3）熟悉 Elek 平板毒力试验。

二、实验内容

白喉棒状杆菌是白喉的病原体，自然界中不产毒的白喉棒状杆菌被 β-棒状杆菌噬菌体感染后，发生溶原性转换而产生白喉毒素，是其致病的主要原因。白喉棒状杆菌在体内或体外培养时，可产生明显的异染颗粒，故检查异染颗粒对白喉的诊断有重要意义。

（一）形态学检查

1. 材料

白喉棒状杆菌 12～18 h 吕氏血清斜面培养物、革兰染液、阿培脱染液（甲液、乙液）、奈瑟染液（甲液、乙液）等。

2. 方法

（1）取吕氏血清斜面上的白喉棒状杆菌制备 3 张细菌涂片，分别进行革兰染色、阿培脱染色和奈瑟染色。显微镜油镜下，观察白喉棒状杆菌的形态、排列特征及有无异染颗粒。

（2）革兰染色法。

典型的白喉棒状杆菌为革兰染色阳性，一端或两端膨大呈棒状，菌体呈 L、X、Y、W、N、M 等字母形或呈栅栏状排列。

（3）阿培脱染色法。

① 滴加甲液染 5~8 min 后，水洗。

② 滴加乙液染 1 min 后水洗，吸干，镜检。菌体呈草绿色、异染颗粒呈紫褐色。

（4）奈瑟染色法。

① 滴加甲液数滴于涂片上，染色 1~3 min，水洗。

② 滴加乙液复染 1 min。

③ 迅速水洗，吸干，镜检。菌体呈黄褐色，异染颗粒呈蓝黑色。

（二）培养特性

1. 材料

白喉棒状杆菌 12~18 h 吕氏血清斜面培养物、吕氏平板培养基、血液琼脂平板培养基、亚碲酸钾血琼脂平板培养基（含有 0.03%~0.04% 亚碲酸钾）。

2. 方法

取斜面培养基上生长的白喉棒状杆菌，划线接种于吕氏平板培养基、血液琼脂平板培养基和亚碲酸钾血琼脂平板培养基，35~37 ℃ 培养 18~24 h，观察菌落特点。

（1）吕氏平板培养基：白喉棒状杆菌在含有凝固血清的吕氏培养基上生长迅速，经 12~18 h 培养即可形成圆形灰白色的小菌落，菌体形态典型，异染颗粒明显。

（2）血液琼脂平板培养基：白喉棒状杆菌在血平板上生长良好，形成圆形灰白色的小菌落，某些菌株伴狭窄 β-溶血环。

（3）亚碲酸钾血琼脂平板培养基：白喉棒状杆菌能使亚碲酸钾还原为黑色的金属元素碲，故菌落呈黑色或灰色，且亚碲酸钾还有抑制其他杂菌生长的作用。

根据该菌在亚碲酸钾血琼脂平板上形成的三种不同形态特征菌落，分别被称为重型、轻型和中间型。三型的产毒株与疾病的轻重程度无明显的对应关系，但对流行病学分析有一定意义，在我国以轻型产毒株多见。

① 重型：菌落大，呈灰色，表面光滑，无光泽，边缘不规则且有条纹，不溶血。

② 轻型：菌落小，呈黑色，表面光滑有色泽，边缘整齐，溶血。

③ 中间型：菌落小，呈灰黑色，表面较光滑，边缘较整齐，不溶血。

（三）体外毒力试验——Elek 平板毒力试验

本实验是利用毒素、抗毒素在琼脂中扩散，两者相遇且比例适当时形成沉淀的原理。

1. 材料

待检和产毒素白喉棒状杆菌斜面培养物、Elek 培养基、白喉抗毒素、马血清（或兔血清）。

2. 方法

（1）取 Elek 培养基约 14 mL 加热溶化，冷却至 45 ℃时加入无菌马血清（或兔血清）2 mL，立即摇匀后倾注于无菌平皿中。

（2）趁琼脂尚未凝固时，将浸有白喉抗毒素的滤纸条放于平板中央，凝固后，置 37 ℃温箱中 1~2 h 使其表面干燥。

（3）将待检的白喉棒状杆菌及已知产毒素白喉棒状杆菌（阳性对照）分别与滤纸条成垂直方向平行划线接种（接种量宜多）。置 37 ℃温箱中孵育 24 h、48 h、72 h 后观察结果。

（4）结果判断：若细菌产生毒素，则在离滤纸约 1 cm 处可出现向外斜出的白色沉淀线，培养时间延长，沉淀线更加明显（观察结果时，光线来自平板侧方，背景为黑色，沉淀线更清晰）。

思考题

（1）是否所有的白喉棒状杆菌都能产生白喉毒素？为什么？

（2）测定白喉棒状杆菌能否产生白喉毒素还可设计哪些实验？

（赵英伟）

白喉棒状杆菌图照

实验十二 结核分枝杆菌

一、目的要求

（1）掌握结核病患者痰标本的抗酸染色法及结果观察。

（2）熟悉结核分枝杆菌的培养特性。

（3）了解结核病患者痰标本浓缩集菌的方法。

二、实验内容

结核分枝杆菌属分枝杆菌属，能在人体内各器官引起结核病变，一般以肺结核较为常见。因其菌体内有较多的脂质，一般不易染色，但在有助染剂时，经加温和延长染色时间可着色，且一旦着色可抵抗3%盐酸乙醇的脱色作用，故亦称抗酸杆菌。该菌营养要求特殊，生长缓慢，固体培养基上为淡黄色粗糙菌落，对某些物理和化学因素有较强的抵抗力。

（一）形态学检查——齐尼抗酸染色

1. 材料

结核病患者的痰标本，抗酸染色液（石炭酸复红染液、3%盐酸乙醇、亚甲基蓝染液），载玻片。

2. 方法

（1）取结核病患者脓性痰液做涂片，干燥后火焰固定。

（2）在标本上滴加石炭酸复红染液3～4滴，加温使染液冒蒸汽，切勿煮沸，染液将干时应补充，加温维持5 min。

（3）待标本冷却后，水冲洗。切勿立即冲洗，以免玻片爆碎。

（4）用3%盐酸乙醇脱色0.5 min，脱色时须轻微晃动玻片，直至涂片无红色染液脱下为止。

（5）水冲洗后，用亚甲基蓝染液复染1 min，水冲洗，吸干水分后，油镜观察。

（6）观察结果，由于结核分枝杆菌含有分枝菌酸，不易着色，但经加温着色后，即不易被乙醇脱去，故呈红色。非抗酸菌因化学成分不同，着色后仍能被盐酸乙醇脱去，故经复染呈蓝色。

（二）结核病患者痰标本浓缩集菌（沉淀法）

1．材料

痰标本，4% NaOH，3% HCl，酚红指示剂，试管。

2．方法

（1）取患者晨痰3~5 mL置试管内，加等量4% NaOH和酚红指示剂2滴混合之。

（2）置37 ℃水浴30~45 min（每10 min振摇1次）后，3,000 rpm离心30 min，弃去上清。

（3）滴加3% HCl数滴以中和碱性，然后取沉渣作抗酸染色，培养或动物接种。

（三）培养特性

将结核分枝杆菌接种于改良罗氏培养基上，培养3~4周，观察菌落特征。观察可发现其菌落干燥、坚硬，表面呈颗粒状、乳酪色或黄色，形似菜花样。

思考题

（1）在抗酸染色过程中，为什么要进行加温？须注意些什么？

（2）在痰标本中查出抗酸杆菌有何诊断意义？

（3）为何要对结核病患者的痰标本进行浓缩集菌处理？

（赵英伟）

结核分枝杆菌图照

实验十三　芽胞菌

一、目的要求

（1）掌握破伤风梭菌、产气荚膜梭菌、肉毒梭菌的形态特征。

（2）熟悉炭疽芽胞杆菌的形态特征。

（3）熟悉常用的厌氧培养法。

（4）了解破伤风梭菌、肉毒梭菌及产气荚膜梭菌在庖肉培养基中的生长情况。

二、实验内容

（一）需氧芽胞杆菌

芽胞杆菌属为革兰阳性杆菌，有氧条件下，可产生芽胞。芽胞多位于菌体中央，不大于菌体。该菌属中主要致病菌为炭疽芽胞杆菌，引起人和动物的炭疽病。

1. 形态学检查

油镜下观察炭疽芽胞杆菌革兰染色标本片，注意菌体形态、排列方式及芽胞的形态与位置。

2. 串珠形成试验

详见实验七中"炭疽芽胞杆菌细胞壁缺陷状态的观察"。

（二）厌氧芽胞梭菌

梭菌属的细菌广泛存在于自然界，主要在土壤中，有些也能寄生于人、畜的肠道中，为革兰阳性菌。所有细菌都能产生芽胞，芽胞常较菌体大，致使细菌呈梭形，由于芽胞的位置和形状不同，因此在鉴别上很有价值。各菌因分解糖类与蛋白质的能力不同，可作为菌种间鉴别之用。本属细菌因酶系统不完备，在生长繁殖过程中不能有氧，所以采用厌氧法培养。

1. 形态学检查

（1）材料：破伤风梭菌、产气荚膜梭菌和肉毒梭菌涂片。

（2）方法：革兰染色后镜检观察细菌形态，芽胞大小、位置等。

① 破伤风梭菌：革兰阳性细长杆菌，散在排列。芽胞圆形，位于菌体顶端，直径大于菌体，使菌体呈"鼓槌状"。

② 产气荚膜梭菌：革兰阳性粗大杆菌，两端钝圆，单个或成双排列。芽胞卵圆形，直径小于菌体，位于菌体中央或次极端。但感染组织或体外培养标本常看不到芽胞，只可见菌体周围有明显荚膜。

③ 肉毒梭菌：革兰阳性较粗大杆菌，两端钝圆，单独或成双排列，有时呈短链。芽胞为卵圆形，直径大于菌体，位于菌体次极端，使细菌呈"汤匙"形或"网球拍"状。

2. 厌氧培养法

常用的厌氧培养法有厌氧罐法、气袋法和厌氧手套箱法等。

（1）厌氧罐培养法：应用物理或化学方法造成无氧环境。常用方法有冷触媒法和抽气换气法等。

① 冷触媒法。

原理：利用气体发生器产生氢气和二氧化碳，产生的氢气在触媒（金属钯或铂）的催化下，与罐内的氧气结合成水。反应充分后，氧气耗尽，罐内形成无氧环境；产生的二氧化碳约为10%，适合厌氧菌生长。

方法：将触媒、亚甲基蓝指示剂、接种后待培养的培养基放入厌氧罐内，剪开气体发生袋的指定部位，加入10 mL水，立即放入罐内，迅速封闭厌氧培养罐。在培养过程中，应注意观察亚甲基蓝指示剂的颜色变化，无氧为白色，有氧为蓝色。

② 抽气换气法。

原理：抽去厌氧罐中空气，再充入氮气，使罐内形成无氧环境。

方法：将亚甲基蓝指示剂、接种后待培养的培养基放入厌氧罐内，关闭厌氧罐。用真空泵通过活塞抽去罐中空气，充入氮气。重复操作三次后，充入含有80%氮气、10%氢气、10%二氧化碳的混合气体。培养时，应注意观察亚甲基蓝指示剂的颜色变化。

（2）气袋法。

原理：通过触媒将化学反应产生的氢气和袋中氧气反应生成水，基本同冷触媒法。以透明塑料袋代替厌氧罐，操作简单，适用于少量样品的培养。

方法：将气体（氢气及二氧化碳）发生安瓿，亚甲基蓝指示剂安瓿（亚甲基蓝为白色），触媒、接种后待培养的培养基放入厌氧培养袋中。立即将袋上部折叠并用弹簧夹夹紧袋口，呈密闭状态。先折断气体（氢气及二氧化碳）发生安瓿，约 30 min 后折断指示剂安瓿。培养时，应注意观察亚甲基蓝指示剂的颜色变化。

（3）厌氧手套箱培养法。

原理：厌氧手套箱是进行厌氧细菌操作的最佳设备，它的原理同抽气换气法。厌氧手套箱由三个部件构成：手套操作箱、传递箱和恒温培养箱，可以连续进行厌氧菌的接种、培养、鉴定等工作。

方法：关闭厌氧手套箱的内侧门，打开外侧门，将标本和实验用器材送入传递箱，关闭外侧门。真空泵抽出箱内空气后，充入氮气。重复一次，可使箱内氧气被排除89% 以上。打开手套箱内侧门，氮混合气体从操作箱自动流入传递箱。实验者可以通过与操作箱相连的手套对箱内的标本进行各种操作。

2．培养特性（庖肉培养基）

（1）材料：破伤风梭菌、产气荚膜梭菌和肉毒梭菌培养物、庖肉培养基。
（2）方法：将破伤风梭菌、产气荚膜梭菌和肉毒梭菌接种到庖肉培养基上，37 ℃下经过 24～48 h 培养后观察生长现象。
① 破伤风梭菌：在庖肉培养基中生长良好，培养液变混浊，肉渣部分被消化，微变黑，有少量气体，可将覆盖在肉汤上的凡士林上推，有臭味。
② 产气荚膜梭菌：代谢十分活跃，在庖肉培养基中呈混浊生长，分解肉渣中糖类而产生大量气体，将覆盖在肉汤上的凡士林明显上推，可见肉渣呈淡粉红色，不被消化。
③ 肉毒梭菌：在庖肉培养基中生长旺盛，呈均匀混浊，产生少量气体，肉渣被消化变黑色，有腐败性恶臭。

3．培养特性（血琼脂培养基）

（1）材料：破伤风梭菌、产气荚膜梭菌和肉毒梭菌培养物、血液琼脂平板培养基。
（2）方法：将破伤风梭菌、产气荚膜梭菌和肉毒梭菌接种在血琼脂平板培养基上，37 ℃下经过 24～48 h 厌氧培养后观察菌落形态。
① 破伤风梭菌：在血平板上菌落呈不规则形、扁平而中心结实，边缘不整齐，似羽毛状，易在培养基表面迁徙扩散，有 β-溶血环。

② 产气荚膜梭菌：在血平板上菌落较大，呈灰白色、光滑、圆形、扁平、半透明、边缘整齐。多数菌株有双层溶血环，内环是狭窄的 β-溶血（由 θ 毒素引起的完全溶血），外环为较宽的 α-溶血（由 α 毒素引起的不完全溶血）。

③ 肉毒梭菌：在厌氧血琼脂平板上形成较大的、圆形、中心凸起而光滑、边缘不整齐、略带绒毛状的菌落，有 β-溶血环。

4. 动物实验

（1）破伤风外毒素的致病作用与破伤风抗毒素的中和作用。

① 材料：破伤风外毒素、破伤风抗毒素、1 mL 无菌注射器、4 号针头、小白鼠。

② 方法：取 2 只小白鼠，1 只先注射破伤风抗毒素 0.2 mL（100 单位），另 1 只不注射抗毒素作为对照。30 min 后，同时在腿部肌内注射破伤风外毒素 0.2 mL。注射后经一定时间观察小白鼠是否出现典型症状：如竖毛、肌肉痉挛、竖尾等。

（2）产气荚膜梭菌毒力试验。

① 材料：产气荚膜梭菌庖肉培养基培养物、正常小白鼠、注射器等。

② 方法：吸取产气荚膜梭菌培养物 0.2 ~ 1.0 mL，注入小白鼠腹腔内 5 ~ 20 min 后，将小鼠处死。放于 37 ℃ 温箱中 5 ~ 8 h，观察动物有无膨胀气肿现象，解剖动物可见脏器及肌肉有大量气泡，尤以肝脏明显，称为"泡沫肝"。取内脏或心、血涂片检查，可发现大量产气荚膜梭菌。

思考题

（1）临床标本厌氧菌分离鉴定的基本原则有哪些？

（2）常用的细菌厌氧培养有哪些方法？原理是什么？

（赵英伟）

本实验微生物图照

实验十四 其他细菌

一、目的要求

（1）掌握镀银染色法。

（2）熟悉梅毒螺旋体、恙虫病东方体、支原体、沙眼衣原体（包涵体）、放线菌的形态特征。

（3）了解钩端螺旋体的培养和解脲脲原体的培养与鉴定。

二、实验内容

（一）螺旋体

螺旋体是一类革兰染色阴性的细长、柔软、弯曲呈螺旋状，形态与大小不一，运动活泼的特殊细菌。普通染色法很难着色，镀银染色法是观察螺旋体最常用的染色方法。

1. 形态学检查

观察密螺旋体和钩端螺旋体镀银染色标本片，注意密螺旋体和钩端螺旋体的形态差异。密螺旋体有 8～14 个较细密而规则的螺旋，螺旋细密、规则、两端尖直。钩端螺旋体螺旋数目较多，且比密螺旋体更细密，菌体一端或两端弯曲呈钩状。

2. 口腔标本中奋森螺旋体的检查（Fontana 镀银染色法）

奋森螺旋体属于疏螺旋体属，寄居于人类口腔中，一般不致病。当机体抵抗力降低时，常与寄居在口腔的梭杆菌协同引起咽峡炎、齿龈炎等，是引起口腔坏疽的条件致病菌之一。检查奋森螺旋体可采集牙垢标本，Fontana 镀银染色后镜检。

（1）材料。

牙签、载玻片、Fontana 镀银染液（Ruge 固定液、媒染液、Fontana 银溶液）。

（2）方法。

① 用牙签从齿龈部取牙垢少许，涂布于载玻片上。

② 滴加 Ruge 固定液于标本上，固定 1 min。

③ 水洗后加媒染液，加温使染液冒蒸汽，维持 30 s。

④ 立即水洗，吸干水分。

⑤ 滴加 Fontana 银溶液，染色 30 s。

⑥ 水洗、吸干水分、油镜镜检。在油镜下可见呈棕色的螺旋体，螺旋稀疏，不规则。

3．培养特性

（1）材料：钩端螺旋体培养物、柯索夫（Korthof）液体培养基。

（2）方法：将钩端螺旋体接种在 Korthof 液体培养基中，28 ℃培养 5～7 d 后观察。可见液体培养基呈半透明、云雾状混浊生长。

（二）立克次体

立克次体是介于常规细菌和病毒之间的微生物，大多数为球杆状，革兰染色阴性，但不易着色。一般用马氏染色（Macchiavello）或吉姆萨（Giemsa）染色，前法染成红色，后法染成紫色或深蓝色。

1．马氏染色

（1）材料。

恙虫病东方体感染的小白鼠腹腔液、马氏染色液（碱性复红、柠檬酸、亚甲基蓝溶液）。

（2）方法。

① 标本涂片，火焰固定。

② 滴加 0.25% 碱性复红溶液染色 5～10 min，水洗。

③ 滴加 0.5% 柠檬酸溶液脱色 5～10 min。

④ 1% 亚甲基蓝溶液复染 10～20 s 后吸干（或自然干燥），镜检。

⑤ 恙虫病东方体呈蓝色，在巨噬细胞的胞浆中近细胞核处成堆存在，其他立克次体呈红色，故马氏染色可以鉴别恙虫病东方体和其他立克次体。

2．Giemsa 染色

（1）材料。

恙虫病东方体感染的小白鼠腹腔液、Giemsa 染液等。

（2）方法。

① 标本涂片，自然干燥，滴加甲醇固定 3～5 min。

② 滴加 Giemsa 染液（用缓冲液或蒸馏水 5～10 倍稀释）于涂片上染色 10～30 min。

③ 倾去涂片上的 Giemsa 染液，PBS 洗涤，吸干（或自然干燥），镜检。

④ 可见完整或破碎细胞核呈紫红色或紫色，细胞浆呈浅蓝色。在巨噬细胞浆内有大量紫红色球杆状恙虫病东方体，成堆密集分布于核旁。

（三）支原体

支原体是能在无生命的人工培养基中生长繁殖的最小的原核细胞型微生物，可形成极小菌落，直径一般为 10～600 μm，在低倍显微镜下观察，典型菌落呈“油煎蛋”状。常见的致病性支原体主要有引起人类原发性非典型肺炎的肺炎支原体和引起泌尿生殖道感染的解脲脲原体。

1．肺炎支原体菌落特征

将肺炎支原体接种于含血清和新鲜酵母浸出液的低琼脂培养基中，37 ℃培养 7～10 d，于低倍显微镜下观察菌落。菌落为致密圆形，深入琼脂，无明显边缘。经过多次传代后，支原体生长加快，菌落呈“油煎蛋”状，中央致密，深入培养基，周围呈半透明颗粒状。

2．尿液标本中解脲脲原体的检查

临床实验室中对尿液标本中脲原体的检查常采用商品化的支原体培养鉴定计数药敏试剂盒。试剂盒的培养液中含底物尿素、精氨酸和 pH 指示剂酚红。若待检标本中存在脲原体，因脲原体具有脲酶，能分解培养液中尿素产生 NH_3，经培养后使培养液的 pH 升高，酚红指示剂由橘黄色变为红色为阳性。标本中若存在人型支原体，可分解培养液中的精氨酸，也能使酚红变红。该试剂盒不仅能诊断脲原体/人型支原体的感染，还可同时报告药敏试验结果。

（1）材料。

疑似脲原体感染的男性患者中段尿液标本、商品化支原体培养鉴定计数药敏试剂盒。

（2）方法。

① 将试剂盒中的冻干粉和稀释液混合后，配成培养液，并将 100 μL 培养液加入药敏测试板的空白孔中。

② 将标本 0.5 mL 加入剩余培养液中，摇匀。

③ 将含标本的培养液加入药敏测试板的其他孔中，每孔 100 μL，轻轻摇动，使孔底包被的抗菌药物充分溶解。

④ 每孔加试剂盒附的矿物油 1～2 滴。注意矿物油应覆盖整个液面，防止培养过程中液体蒸发，影响测定结果。

⑤ 37 ℃培养 24～48 h 后，读取检测结果。

（四）衣原体

衣原体是一类严格真核细胞内寄生、具有独特发育周期的原核细胞型微生物，有原体和始体两种存在方式。原体是发育成熟的衣原体，小而致密，呈球形、卵圆形或梨形。始体，又称网状体，是衣原体的繁殖型，大而疏松，圆形或卵圆形，常在细胞内存在。衣原体在宿主细胞内增殖时，常可形成特征性包涵体。

1. 沙眼衣原体形态观察（Giemsa 染色法）

（1）材料。

沙眼衣原体感染鸡胚卵黄囊涂片、Giemsa 染液等。

（2）方法。

① 将涂片用丙酮固定 30 min，PBS 冲洗，晾干。

② 滴加 Giemsa 染液，染色 10～30 min。

③ 倾去涂片上的 Giemsa 染液，PBS 洗涤，干燥，镜检。

④ 沙眼衣原体的原体经 Giemsa 染色后呈紫红色，与蓝色的宿主细胞浆呈鲜明对比。始体经 Giemsa 染色后呈深蓝色或暗紫色。

2. 沙眼衣原体包涵体的检查（碘液染色法）

有些衣原体的包涵体基质中含有丰富的糖原，可被碘液染成褐色，而细胞的其他部分呈黄色。沙眼衣原体碘液染色阳性，鹦鹉热衣原体和肺炎衣原体碘液染色阴性。

（1）材料：沙眼、包涵体结膜炎急性期患者眼结膜刮片，Lugol 碘液等。

（2）方法：标本经甲醛固定后，用 Lugol 碘液染色 10 min，水洗后镜检。

（五）放线菌

放线菌是一类丝状、呈分枝生长的原核细胞型微生物，广泛分布于自然界中，种类繁多，是抗生素的主要生产菌。少数放线菌为人类的正常菌群，可引起内源性感染。

放线菌的菌丝体分为营养菌丝（或称基内菌丝）和气生菌丝两部分。有的气生菌丝可分化成各种孢子丝，呈螺旋形、波浪形或分枝状等。放线菌的孢子常呈圆形、椭圆形或杆形。能否产生菌丝体及由菌丝体分化产生的孢子丝和孢子的形状和颜色是放线菌分类鉴定的重要依据。在实验室中常用扦片法、印片法等观察放线菌的形态特征。

1. 放线菌形态观察（扦片法）

（1）材料。
螺旋霉素链霉菌斜面培养物、高氏 1 号平板培养基、盖玻片、载玻片、镊子等。
（2）方法。
用接种环挑取螺旋霉素链霉菌接种在平板培养基上，将无菌盖玻片以 45°夹角插入培养基中，插入深度约为盖玻片的 1/2 或 1/3 长度，使菌丝沿着培养基表面与盖玻片的交接处生长而附着在盖玻片上（图 14-1）。28 ℃培养 3～5 d 后，用镊子轻轻取出盖玻片，置于载玻片上直接镜检。扦片法可观察到螺旋霉素链霉菌自然生长状态下的特征，而且便于观察其不同生长期的形态。

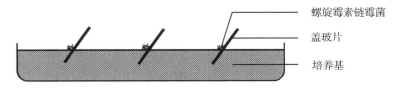

图 14-1 扦片法示意图

2. 放线菌形态观察（印片法）

（1）材料。
螺旋霉素链霉菌平板培养物、平皿、接种铲/解剖刀、载玻片、镊子、革兰染液等。
（2）方法。
用接种铲或解剖刀将平板上的菌苔连同培养基切下一小块，菌面朝上置于载玻片上。另取一载玻片酒精灯灼烧灭菌冷却至微热后，盖在菌苔上，轻轻按压，使培养物（气生菌丝、孢子丝或孢子）黏附（印）在后一块载玻片的中央。印片通过火焰 2～3次，进行固定。革兰染色后镜检。印片法可观察放线菌菌丝、孢子丝的形态、孢子的排列及其形状等，操作简便、但形态特征可能有所改变。

3. 衣氏放线菌的检查

衣氏放线菌是常见的放线菌临床分离菌株，它是口腔和生殖道常见的正常菌群，在机体抵抗力下降或受伤时可引起软组织化脓性炎症，常伴多发性瘘管形成。在衣氏放线菌感染患者病灶组织和瘘管流出的脓汁中可找到肉眼可见的黄色小颗粒，称为硫黄样颗粒（Sulfur granule），为放线菌在组织中形成的菌落。硫黄样颗粒的检出是诊断放线菌病的重要依据。

（1）材料。

衣氏放线菌感染患者的脓液或痰液、平皿、盖玻片、载玻片、革兰染液、抗酸染液等。

（2）方法。

① 将标本置于平皿内，寻找硫黄样颗粒并将其置于载玻片上。以盖玻片轻轻压碎，制备压片。

② 革兰染色：压片经革兰染色后镜检。可见颗粒呈菊花状，中心由革兰染色阳性的菌丝交织而成，周围为末端稍膨大似棒状的带鞘菌丝，革兰染色阴性，呈放射状排列。

③ 抗酸染色：压片经抗酸染色后镜检。衣氏放线菌抗酸染色为阴性。

思考题

（1）如何观察沙眼衣原体的包涵体？

（2）疑似钩端螺旋体病的早期患者，将采集哪些标本并作哪些微生物学检查？

（3）支原体的菌落有怎样的特征？如何对脲原体进行培养与鉴定？

（4）硫黄样颗粒是怎样形成的？如何观察硫黄样颗粒？

（赵英伟　文　波）

本实验微生物图照

实验十五　病毒的培养法

一、目的要求

（1）掌握病毒血凝试验和血凝抑制试验的原理、方法、结果判断及用途。

（2）熟悉病毒感染所致细胞病变效应的观察方法。

（3）了解常用的病毒分离培养方法。

二、实验内容

病毒的分离培养方法主要有动物接种、鸡胚接种和细胞培养三种。动物接种是最早的病毒培养方法，在应用时，应根据病毒种类的不同选择敏感动物及适宜的部位接种，结果判断可观察和分析动物发病或死亡等相关指标。动物实验时，还应注意动物本身可能携带的病毒干扰实验结果。鸡胚接种为常用的病毒培养方法之一，目前主要用于流感病毒的分离培养以及抗原和疫苗制备等。在实验时，可根据病毒的特性，将病毒接种于鸡胚的绒毛尿囊膜、尿囊腔、羊膜腔和卵黄囊，然后收集胚体、尿囊液、绒毛尿囊膜、羊水等来分离病毒。细胞培养法是目前最常用的培养病毒的方法，很多组织包括鸡胚、动物的多种组织、人胚羊膜组织或流产胎儿组织等均可视为细胞培养的来源。细胞的选择主要依据病毒对细胞的亲嗜性。能产生病变效应的细胞，往往取自该病毒的自然宿主，特别是患病宿主的某些脏器组织。常用的培养方法有原代细胞培养法和传代细胞培养法等。病毒感染的细胞可出现细胞病变效应（cytopathic effect，CPE），除形态异常外，还形成多核巨细胞和包涵体等，可作为病毒增殖的指标或病毒感染辅助诊断的依据。

病毒的血清学试验是实验室诊断病毒感染和鉴定病毒的重要手段，也是研究病毒的重要方法。其基本原理和细菌的血清学反应相同，不仅可用已知抗原来检测患者的未知抗体，也可用已知抗体来检测未知病毒抗原。某些病毒有血凝素，能选择性地与某些动物和人的红细胞上相应受体结合而使红细胞发生凝集，此即为病毒的血凝现象。如果病毒或病毒的血凝素先与相应抗体结合，再加入红细胞时即不会发生凝集现象，此为血凝抑制试验。血凝试验与血凝抑制试验一般分别用于测定病毒及相应抗体。

（一）细胞病变效应（CPE）的观察

因病毒感染而出现病变的细胞与正常培养细胞相比，镜下可见细胞变圆、皱缩，胞质内颗粒增多，细胞肿胀、融合、溶解、脱落、死亡等。

（二）狂犬病病毒内基小体（Negri body）的观察

取可疑病犬的大脑海马回制备病理切片，H-E 染色后如显微镜下发现细胞质内有红色的圆形或椭圆形的嗜酸性团块结构，可确诊。

（三）病毒血凝试验与血凝抑制试验

1. 材料

新城疫病毒（Newcastle Disease Vires，NDV）悬液，抗新城疫病毒血清，0.5% 鸡红细胞，生理盐水，1 mL 吸管，试管架，20 孔血凝板。

2. 方法

（1）病毒血凝试验。
① 取血凝板 1 块，并标明序号。
② 按表 15-1 将新城疫病毒悬液进行连续稀释，稀释度自 1∶10 至 1∶2,560，最后一孔为对照。具体方法如下：先于第 1 孔中加入生理盐水 0.9 mL，第 2~10 孔各加入生理盐水 0.25 mL。然后于第 1 孔中加入待检新城疫病毒悬液 0.1 mL，用吸管吹打 3 次将其混合均匀，弃去 0.5 mL，转移 0.25 mL 至第 2 孔，与孔中 0.25 mL 生理盐水混匀后，转移 0.25 mL 至第 3 孔。以此法连续稀释至第 9 孔，最后自第 9 孔中吸出 0.25 mL 弃去，第 10 孔作为红细胞对照不加病毒。
③ 于各孔中加入 0.5% 鸡红细胞悬液 0.25 mL（从后往前加），摇匀，室温下静置 60~90 min 后观察结果。

表 15-1　病毒的血凝试验

孔号	1	2	3	4	5	6	7	8	9	10
生理盐水/mL	0.9	0.25	0.25	0.25	0.25	0.25	0.25	0.25	0.25	0.25
病毒悬液（尿囊液）/mL	0.1	0.25	0.25	0.25	0.25	0.25	0.25	0.25	0.25	
	弃去 0.5								弃去 0.5	
病毒稀释度	1:10	1:20	1:40	1:80	1:160	1:320	1:640	1:1280	1:2560	对照
0.5% 鸡红细胞/mL					各 0.25					
				摇匀,置室温 60 ~ 90 min						

④ 结果判断。

" – " 不凝集,红细胞沉于孔底成一小圆点;

" + " 红细胞沉于孔底呈一圆点,四周有小凝集块;

" ++ " 红细胞于孔底形成环状,四周有较大凝集块;

" +++ " 完全凝集,红细胞沉于孔底平铺呈颗粒状,边缘有卷起皱边。

结果判断以呈现 " ++ " 红细胞凝集现象的最高病毒稀释度为血凝效价,即含有 1 个血凝单位。若血凝效价为 1:320,因血凝抑制试验时,以每 0.25 mL 病毒悬液中含有 4 个血凝单位者为佳,故病毒稀释度应为 1:80。

（2）血凝抑制试验。

① 滴定病毒血凝效价:参照血凝试验。

② 按表 15-2 将待检血清从 1:10 以 2 倍系列稀释至 1:1,280,每孔 0.25 mL。

③ 每孔加入新城疫病毒悬液 0.25 mL（含 4 个血凝单位）及 0.5% 鸡红细胞 0.25 mL（均从后往前加）,摇匀,室温下静置 60 ~ 90 min 后观察结果。9 和 11 号孔用生理盐水代替病毒悬液。

④ 本试验设 3 组对照,即血清对照组（1:10 血清）,加生理盐水代替病毒（9 号孔）;病毒对照组,加生理盐水代替血清（10 号孔）;红细胞对照组,加生理盐水代替血清和病毒（11 号孔）。

⑤ 结果判断。

血清及红细胞对照孔中,血凝现象被完全抑制,而病毒对照孔呈现完全凝集时,再读其他各孔的结果,观察结果时应轻拿勿摇。结果的表示以红细胞完全不凝集的血清最高稀释度孔为终点,该血清稀释度即为血凝抑制效价。比较双份血清,如恢复期血清抗体血凝抑制效价为急性期的 4 倍及以上时,则有辅助诊断价值。

表 15-2　血凝抑制试验

孔号	1	2	3	4	5	6	7	8	9	10	11
生理盐水/mL	0.9	0.25	0.25	0.25	0.25	0.25	0.25	0.25	0.25	0.25	0.5
患者血清/mL	0.1	0.25	0.25	0.25	0.25	0.25	0.25	0.25	自1号孔取0.25	—	—
	弃去0.25							弃去0.25			
血清稀释度	1:10	1:20	1:40	1:80	1:160	1:320	1:640	1:1280	血清对照	病毒对照	红细胞对照
新城疫病毒悬液/mL	0.25	0.25	0.25	0.25	0.25	0.25	0.25	0.25	—	0.25	—
0.5%鸡红细胞/mL					各0.25						

摇匀,置室温60~90 min

思考题

（1）病毒培养法有哪几种？各有何优缺点？

（2）病毒血凝试验与血凝抑制试验有何不同？

（3）目前采用的病毒感染快速诊断的技术有哪些？

（吴淑燕）

本实验微生物图照

实验十六　病毒的检测

一、目的要求

（1）掌握直接检测病毒成分（抗原或核酸）的原理。

（2）掌握酶联免疫吸附试验的一般原理、特点及常用方法。

（3）熟悉病毒核酸（以 RNA 为例）的提取方法和逆转录-实时定量聚合酶链式反应的操作方法。

二、实验内容

常见的病毒成分的检测包括病毒蛋白抗原检测和病毒核酸检测。病毒蛋白抗原检测常采用酶联免疫吸附试验（enzyme-linked immunosorbent assays，ELISA）、免疫荧光测定（immunofluorescence assay，IFA）以及蛋白印迹技术（western blot）。病毒核酸检测包括核酸扩增（nucleic acid amplification）技术、核酸杂交（nucleic acid hybridization）技术、基因芯片（gene chip）技术及基因测序技术等，其中核酸扩增技术最常用，对于 RNA 病毒，则需要逆转录后进行核酸扩增反应。本节实验中，我们主要介绍检测病毒抗原的 ELISA 方法和核酸检测的实时荧光定量 PCR（real time quantitative PCR，RT-qPCR）方法。

（一）抗原检测——ELISA 双抗体夹心法

1. 实验原理

采用双抗体夹心法，以检测人乙型肝炎病毒表面抗原（HBsAg）为例。

用抗人 HBsAg 抗体包被于酶标板上，实验时样品（或标准品）中的人 HBsAg 会与包被抗体结合，游离的成分被洗去。后依次加入生物素化的抗人 HBsAg 抗体和辣根过氧化物酶标记的亲和素，生物素化的抗人 HBsAg 抗体与结合在包被抗体上的人 HBsAg 结合，生物素与亲和素特异性结合而形成免疫复合物，游离的成分被洗去。加入显色底物 3，3'，5，5'-四甲基联苯胺（3，3'，5，5'-Tetramethylbenzidine，TMB），TMB 在辣根过氧化物酶的催化下呈现蓝色，加终止液后变成黄色。用酶标仪在 450 nm 波长处测 OD 值，HBsAg 浓度与 OD_{450} 值之间成正比，通过绘制标准曲线计算出样品中 HBsAg 的浓度。

2．材料

ELISA 酶标板，待测血清，阳性对照血清，阴性对照血清，冻干标准品，标准品稀释液，生物素化抗体，生物素化抗体稀释液，HRP 酶结合物，酶结合物稀释液，洗涤液，底物溶液（TMB）及反应终止液。

3．方法

（1）在各孔中加入标准品或样品各 100 μL，37 ℃孵育 90 min。

（2）倒去孔内液体，加入 100 μL 生物素化抗体工作液，37 ℃孵育 60 min。洗涤 3 次。

（3）加入 100 μL 酶结合物工作液，37 ℃孵育 30 min。洗涤 5 次。

（4）加入 90 μL 底物溶液，37 ℃孵育 15 min 左右。

（5）加入 50 μL 终止液，立即在 450 nm 波长处测量 OD 值。

（6）结果计算：先绘制标准曲线，获得相应公式，然后将测定的 OD 值代入公式，即可获得相应样品的含量。

（7）标准曲线的绘制。

将标准品于 10,000 rpm 离心力下离心 1 min，加入标准品和样品稀释液 1 mL 至冻干标准品中，旋紧管盖，静置 10 min，上下颠倒数次，待其充分溶解后，轻轻混匀，避免起泡，配成 20 ng/mL 的标准品工作液（或加入 1 mL 标准品和样品稀释液后，静置 1～2 min，用低速涡旋仪充分混匀。可通过低速离心去除涡旋过程中产生的气泡）。然后根据需要进行倍比稀释（图 16-1）。建议配制成以下浓度：20 ng/mL、10 ng/mL、5 ng/mL、2.5 ng/mL、1.25 ng/mL、0.63 ng/mL、0.31 ng/mL、0 ng/mL。倍比稀释方法：取 7 支 EP 管，每管中加入 500 μL 标准品和样品稀释液，从 20 ng/mL 的标准品工作液中吸取 500 μL 到其中一支 EP 管中混匀配成 10 ng/mL 的标准品工作液，按此步骤往后依次吸取混匀，如图 16-1 所示。提示：最后一管直接作为空白孔，不需要再从倒数第二管中吸取液体。

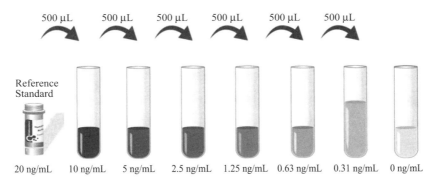

图 16-1　标准品的配制方法

（二）核酸检测

1. 实验原理

实时定量 PCR（RT-qPCR）是一种用于实时扩增和检测特定 DNA 或 RNA 分子的分子生物学技术。该方法利用荧光染料或探针，当它们与扩增的 DNA 或 RNA 分子结合时会发出信号，从而可以对目标序列进行量化。RT-qPCR 通常用于基因表达分析、病毒载量定量和基因突变检测等应用。

RT-qPCR 原理的三个主要步骤。

（1）反转录：使用逆转录酶和特定引物将 RNA 样品反转录成 cDNA。该步骤将 RNA 模板转化为更稳定且可扩增的 DNA 形式。

（2）PCR 扩增：使用环绕目标区域的特定引物对 cDNA 进行 PCR 扩增，PCR 反应中包含荧光染料或探针，它们结合到扩增的 DNA 序列上并发出荧光信号。

（3）荧光实时检测：使用荧光定量 PCR 仪实时监测荧光信号。荧光的数量与每个 PCR 循环中扩增的 DNA 数量成比例。分析数据以确定循环阈值（Ct），该值表示荧光信号达到特定阈值水平所需的循环数。Ct 值用于计算原始样品中存在的目标 DNA 量，从而实现基因表达或病毒载量等定量分析。

RT-qPCR 是检测病毒感染比较常用的分子生物学方法。

2. 材料

（1）Hela 细胞（用于培养新城疫病毒）及培养基，PBS 缓冲液。

（2）RNA 提取试剂盒（RNA-easy Isolation Reagent）。

（3）异丙醇、75% 乙醇（RNase-free ddH_2O 配制）。

（4）RT-PCR 试剂盒（5×All-In-One RT MasterMix）。

（5）qPCR 试剂盒（ChamQ SYBR qPCR Master Mix）。

（6）检测引物（目的基因为 NDV-NP，NCBI Reference Sequence：KT445901.1，内参基因为 human actin，NCBI Reference Sequence：NM_001141945.3）。

表16-1　检测引物

引物名称	序列（5'—3'）	目的片段大小
目的基因上游引物	TATCTCTTTTATGCTCCCAC	144 bp
目的基因下游引物	CAGACACTCCACTCCTATTG	
内参基因上游引物	AGTTCCGCTCCTCTCTCCAA	199 bp
内参基因下游引物	ACGCTGGAGGACTTGCTTTT	

（7）Axygen 1.5 mL 离心管、Axygen 0.2 mL PCR 管。

（8）10 μL，100 μL，200 μL，1,000 μL 加样器，Axygen 10 μL，100 μL，200 μL，1,000 μL 带滤芯枪头。

（9）可调转速 14,000 离心机、旋涡混合器、qPCR 仪。

（10）二级生物安全柜。

（11）琼脂糖、核酸染料。

（12）5×TBE 电泳缓冲液、电泳槽、电泳仪。

3．方法

（1）RNA 提取。

① 弃去 Hela 细胞培养液，用 1×PBS 清洗一次。

② 在生物安全柜内将常规六孔板每孔加 500 μL RNA-easy，使之充分覆盖到细胞表面，然后用移液器将细胞吹打下来。

③ 将裂解液转移至离心管中，用移液器反复吹打直至充分裂解。

④ 向上述裂解液中加入 2/5 体积的 RNase-free ddH$_2$O，上下颠倒混匀，室温静置 5 min。

⑤ 加入上述裂解液 1/5 体积的氯仿，涡旋 15 s 混匀，室温静置 15 min。

⑥ 12,000 rpm 室温离心 15 min。

⑦ 取出离心管，此时溶液分成上层水相（含 RNA）和深色的下层沉淀（含蛋白质、DNA、多糖等杂质），小心吸取上层水相至一个新的离心管中。

⑧ 加入等体积异丙醇，上下颠倒混匀，室温静置 10 min。

⑨ 12,000 rpm 室温离心 10 min，通常可以看见白色沉淀，小心弃去上清。

⑩ 加入 500 μL 75% 乙醇（RNase-free ddH$_2$O 配制），轻弹管底，使沉淀悬浮，并上下颠倒数次。

⑪ 8,000 rpm 室温离心 3 min，弃去上清。

⑫ 重复步骤 9 和 10 一遍，弃尽上清。

⑬ 室温放置晾干，加入适量的 RNase-free ddH₂O 溶解沉淀，室温涡旋 3 min（或使用移液器反复吹打），使 RNA 沉淀充分溶解。提取的 RNA 产物可以分装后在 −85 ~ −65 ℃长期保存。

（2）RNA 反转录/cDNA 合成。

① 冰上放置 RNA。精准测量 RNA 浓度，并记录，同时记录 OD_{260}/OD_{280} 比值，以此判断 RNA 提取质量。

② 制备 RNA 反转录体系（表 16-2）。

表 16-2　反转录体系

组分	体积
RNA 模板	最多 2 μg
AccuRT Reaction mix（4×）	2 μL
Nuclease-free H₂O	补齐至 8 μL
以上混合物在 42 ℃孵育 2 min，或在室温孵育 5 min，然后加入以下试剂	
AccuRT Reaction Stopper（5×）	2 μL
纯化的 RNA 可用于第一链 cDNA 合成。在试管中加入以下成分，建立反转录反应	
5 × All-In-One RT MasterMix	4 μL
Nuclease-free H₂O	6 μL
总的反应体积	20 μL

③ 反应程序。

将以上反应体系短暂离心后放入 PCR 仪进行 RT-PCR 扩增，反应程序如下：25 ℃下 10 min，42 ℃下 15 min（如果下游应用是 qPCR）或 50 min（PCR），85 ℃下 5 min。

RT-PCR 结束后将样本短暂离心置于冰上。如需长久保存，请置于 −20 ℃保存。

（3）qPCR。

① 实验设计。

检测标本 RNA 阴性对照。

A 阴性对照：无菌水（标本 RNA 提取时，跟标本同时提取无菌水）。

B 阳性对照：已知病毒 RNA。

② PCR 反应体系配制，按表 16-3 加入试剂。

表 16-3　PCR 反应体系

组分	体积
$2 \times$ ChamQ SYBR qPCR Master Mix	$10.0\ \mu L \times n$
Primer 1（10 μM）	$0.4\ \mu L \times n$
Primer 2（10 μM）	$0.4\ \mu L \times n$
$50 \times$ ROX Reference Dye 1	$0.4\ \mu L \times n$
ddH$_2$O	$6.8\ \mu L \times n$
总体积	$18\ \mu L$

注意：对每一个建立的反应确定反应数（n-拟进行的 RT-PCR 管数，包括阴性、阳性对照）。考虑到阴性无模板对照、阳性对照、误差，有必要制备过量的反应混合物。具体如下。

A 如果包括对照，样品的数量（n）为 1 到 14，那么 $N = n + 1$；

B 如果包括对照，样品的数量（n）大于 15，那么 $N = n + 2$。

③ 将上述反应液混匀，分装到 0.2 mL EP 管中，每管 18 μL，分别做好标记。

④ 加 RNA 模板：将上述分装好的 EP 管分别加入模板。首先加阴性对照管（2 μL 无菌水），然后分别加样本 RNA（每管 2 μL），最后加入阳性对照 RNA（每管 2 μL）。

⑤ qPCR 反应：将上述加好模板的反应管混匀，短暂离心后放入 PCR 仪进行 qPCR 扩增，反应程序见表 16-4。

表 16-4　qPCR 反应程序

阶段	事件	循环数	温度	时间
Stage 1	预变性	1	95 ℃	30 s
Stage 2	循环反应	40	95 ℃	5 s
			60 ℃	15 s
Stage 3	溶解曲线	1	95 ℃	15 s
			60 ℃	60 s
			95 ℃	15 s

（4）qPCR 结果分析。

使用 $2^{-\Delta\Delta Ct}$ 法求出实验组相对于对照组的 Ct 值变化倍数。将 3 组实验组数据导入软件 Graphpad 9.0，输入对照组数据为 1，使用 Student's t 或 ANOVA 进行假设检验，$p <$ 0.05 被认为有统计学差异。

（5）qPCR 产物检测。

① 2% 琼脂糖凝胶制备：称取 2 g 琼脂糖至玻璃瓶内，加入 $1 \times$ TBE 100 mL，加热熔化后，温度降至 50~60 ℃加入核酸染料，轻轻混匀，倒入制胶板并插好电泳梳子。待胶完全凝固（30~60 min）之后，将梳子拔出。

② 将制备好的电泳胶放入电泳槽（带梳子孔的一端在阴极），倒入 1×TBE 浸过胶面即可。

③ PCR 产物各取 10 μL，加入 2 mL 上样缓冲液（6×Loading Buffer），混匀后加入到电泳胶孔内（先加 Marker DL-2,000）5 μL，然后依次加样本 PCR 产物，再加阴性对照，最后加阳性对照产物。

④ 电压 100 V，电泳 30～40 min 后看结果。

⑤ 将电泳胶放入凝胶成像系统中观察并拍照记录。

（6）结果判断。

在系统成立，即阴阳性参考均正常的条件下，判定结果。

思考题

（1）ELISA 法检测乙型肝炎病毒（HBV）抗原的影响因素有哪些？

（2）除了 RT-qPCR 以外，还有哪些常用方法可检测新城疫病毒？

（3）污染是 PCR 反应中最常见的问题，可采用哪些措施防止污染？

（冯婷婷）

实验十七　病原性真菌的形态及检查

一、目的要求

（1）掌握观察真菌形态结构的常用方法。

（2）掌握真菌的菌落特征。

（3）熟悉主要病原性真菌的形态及其繁殖方式。

二、实验内容

真菌是微生物中分化程度最高的一类，包括单细胞真菌和多细胞真菌两大类。真菌种类繁多，分布广泛，临床常见的病原性真菌有 50～100 种，可引起人类的感染性、中毒性及超敏反应性疾病。由于真菌有特殊的形态和结构，因此其形态学诊断有重要的意义。

（一）真菌的形态学检查

真菌比细菌大几倍或几十倍，真菌形态的检查可在普通光学显微镜高倍镜下进行。真菌标本可以不染色直接检查，也可以采用不同的染色方法染色后检查。单细胞真菌如酵母菌、白假丝酵母菌可用革兰染色法，新生隐球菌因有肥厚的荚膜，可采用墨汁负染法检查；多细胞真菌如皮肤癣菌等，则可采用乳酸酚棉蓝染色后镜检。

1. 白假丝酵母菌

（1）材料：白假丝酵母菌斜面培养物、革兰染液等。

（2）方法：自菌种斜面取少量白假丝酵母菌，制成涂片作革兰染色，高倍镜或油镜检查。可观察到革兰阳性的卵圆形菌体，着色不匀，有芽生孢子及假菌丝。

2．新生隐球菌

（1）材料：新生隐球菌感染小鼠、优质墨汁等。

（2）方法：取新生隐球菌感染小鼠脑脊液 1～2 环，置于载玻片上，与一滴优质墨汁混匀后，盖上盖玻片，高倍镜下检查。可观察到在黑暗背景下，菌体光亮，呈圆形，有芽生孢子及肥厚荚膜。

3．皮肤癣菌

（1）材料：石膏样小孢子菌斜面培养物、乳酸酚棉蓝染液等。

（2）方法：取 1 滴乳酸酚棉蓝染液置于载玻片上，用接种环自菌种斜面取少量石膏样小孢子菌（带有孢子的菌丝）与生理盐水混合并涂开，盖上盖玻片，高倍镜下检查。可观察到菌丝和其特征性的大分生孢子。

（二）真菌的培养和鉴定

真菌的营养要求不高，通常用沙保弱培养基（Sabouraud's medium）培养，但生长较慢，需要氧气和一定的湿度。真菌培养大多在 22～28 ℃下进行，某些致病性深部真菌在 37 ℃中生长良好。真菌的鉴定主要通过检查其特殊的形态和结构，真菌小培养技术是观察真菌形态结构和生长发育的有效方法。

1．真菌菌落观察

观察接种于沙保弱培养基的新生隐球菌、白假丝酵母菌和黑曲霉菌的菌落特征。

真菌的菌落形态可分为三大类：酵母型菌落、类酵母型菌落及丝状型菌落。

（1）新生隐球菌：酵母型菌落，菌落光滑、湿润、黏稠，无菌丝或假菌丝伸入培养基内。菌落颜色开始为奶油色、乳白色，随着培养时间增加，颜色逐渐变深至棕色。

（2）白假丝酵母菌：类酵母型菌落，菌落灰白色或奶油色，光滑湿润，侧面观察可见生长的假菌丝（体）伸入培养基内。

（3）黑曲霉：多细胞真菌，形成丝状型菌落，早期菌落为白色绒毛状，随着培养时间增加，产生黑色或黑褐色孢子。

2．厚膜孢子形成试验（小培养法）

厚膜孢子形成试验是白假丝酵母菌的重要鉴别试验之一，在吐温-80 玉米粉培养基中，白假丝酵母菌可形成丰富的假（真）菌丝，在菌丝的顶端、侧缘或中间形成圆形、梨形的厚膜孢子。

（1）材料：白假丝酵母菌斜面培养物、吐温-80 玉米粉培养基、"V"形玻棒、平皿、载玻片、盖玻片、棉球等。

（2）方法。

① 将无菌"V"形玻棒放入无菌平皿中，无菌载玻片架在玻棒上。

② 在载玻片上滴加少量溶化的吐温-80 玉米粉培养基，覆盖上无菌盖玻片，待培养基凝固成小琼脂块（图 17-1）。注意培养基的量不能太大，以免溢出盖玻片或形成的小琼脂块培养基太厚，影响随后的镜检。

③ 用接种针将白假丝酵母菌接种至小琼脂块培养基的一侧。在平皿中放入被无菌生理盐水浸润的无菌棉球，将平皿置 25 ℃，培养 48 ~ 72 h。

④ 取出载玻片，直接高倍镜下镜检，可观察到该菌形成的假（真）菌丝和特征性的厚膜孢子。

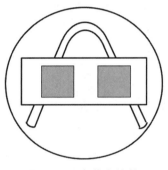

图 17-1　真菌小培养

3. 芽管形成试验

白假丝酵母菌在人或动物的血清中孵育，其芽生孢子发育可形成短小芽管，而其他的假丝酵母菌则不易形成芽管，故芽管形成试验也是白假丝酵母菌重要的鉴别试验，常用于鉴别白假丝酵母菌和其他非白假丝酵母菌。

（1）材料：白假丝酵母菌斜面培养物、小牛血清等。

（2）方法。

① 在无菌小试管中滴加 0.2 mL 小牛血清，取少量白假丝酵母菌接种于血清中，37 ℃孵育 1.5 ~ 3 h。

② 用接种环取 1 环含菌血清置载玻片上，盖上盖玻片，高倍镜下镜检，可见芽管形成。

（三）浅部真菌病标本检查

浅部真菌病临床上极为常见，包括各种各样的毛发、指甲和皮肤的癣症。临床上常采集患者的皮屑、甲屑、病发等进行直接镜检，以明确诊断。

1．材料

患者皮屑标本、10% KOH 溶液、镊子、载玻片、盖玻片等。

2．方法

（1）用镊子将少量皮屑标本置于载玻片上，滴加 10% KOH 溶液 1～2 滴，盖上盖玻片，在酒精灯火焰上微微加热，使标本变软，角质溶解。轻按盖玻片，压平标本。

（2）显微镜低倍镜检查，找到上皮组织，初步检查标本中有无真菌菌丝和孢子。

（3）高倍镜下进一步检查，观察标本中存在的菌丝、孢子的特征。因真菌菌丝的折光性强，需要在较暗的光线下观察，因此检查时，应注意调小光圈，降低聚光器。若标本中观察到细长、有分枝的有隔菌丝或/和呈链状排列的关节孢子，则为阳性结果。

思考题

（1）真菌是以什么方式进行繁殖的？

（2）培养真菌和培养细菌有何异同点？

（3）真菌小培养技术有何实际意义？

（王　蕾）

本实验微生物图照

第二篇　综合性实验

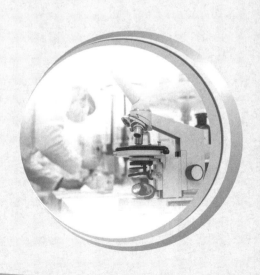

实验十八　血液标本中常见化脓性球菌的分离培养与鉴定

一、目的要求

（1）掌握血液标本中常见化脓性球菌分离培养与鉴定常用的方法。
（2）熟悉血液标本中病原菌的检验程序。
（3）了解血液标本中常见化脓性球菌的种类。

二、实验内容

正常人的血液是无菌的，病原菌因感染而进入血液中导致的菌血症和败血症，在临床各类感染中居首位，死亡率可高达 20% ~ 50%。对菌血症、败血症的患者采集血液标本进行病原菌的分离培养鉴定，对明确病因并进行有效抗菌治疗有非常重要的临床意义。本实验为设计性实验，要求学生针对血液标本中常见的革兰阳性球菌的种类（表 18-1、表 18-2），运用所学的医学微生物学相关知识，设计血液标本中病原菌分离培养鉴定的检验程序及检验方法，完成各项实验，提交高质量检验报告。

表 18-1　血液标本中常见葡萄球菌生化特征

菌名	菌落色素	溶血性	凝固酶	发酵甘露醇	发酵葡萄糖	新生霉素
金黄色葡萄球菌	金黄色	β-溶血	+	+	+	S
表皮葡萄球菌	白色/灰白	不溶血	–	–	+	S
腐生葡萄球菌	柠檬黄色/白色	不溶血	–	–	–	R

表 18-2　血液标本中常见链球菌/肠球菌生化特征

菌名	血清群	溶血性	PYR	胆汁七叶苷	杆菌肽	胆汁溶菌	optochin
A 群链球菌	A	β-溶血	+	−	S	−	R
草绿色链球菌	−	α-溶血	−	−	R	−	R
肺炎链球菌	−	α-溶血	−	−	R	+	S
肠球菌	D	不溶血	+	+	R	−	R

（一）实验材料

1. 标本

模拟菌血症或败血症患者血液标本。

2. 培养基

硫酸镁葡萄糖肉汤培养基、血液琼脂平板培养基、营养琼脂平板培养基、常用革兰阳性球菌鉴定用生化管。

3. 试剂及其他材料

革兰染液、30 g/L 过氧化氢溶液、100 g/L 去氧胆酸钠溶液、柯氏试剂、新鲜兔血浆、PYR 试验等生化反应相关试剂；5 μg/片新生霉素纸片、0.04 U/片杆菌肽纸片、5 μg/片 Optochin 纸片、常用抗生素药敏纸片（红霉素、青霉素、头孢拉定、阿莫西林、万古霉素、环丙沙星、丁胺卡那等）。

（二）实验方法

1. 增菌培养

血液标本中病原菌数量较少，须增菌后才能进行分离培养。标本按 1∶5～1∶10（V/V）接种于硫酸镁葡萄糖肉汤培养基中，置 37 ℃培养，每日观察 2～3 次，连续 7 d。如疑有菌生长，即取培养液制备涂片、革兰染色后镜检。根据可疑菌的形态特征及革兰染色性初步报告，并设计随后的检验程序及检验方法。

2. 分离培养

将增菌液接种至血液琼脂平板培养基上进行分离培养，置 37 ℃培养 24～48 h，注意有些细菌，如链球菌属初次培养时须 5%～10% CO_2 以促进其生长。观察血液琼脂平板培养基上细菌菌落的种类和特征，确定可疑菌的菌落。

3．可疑菌的鉴定

挑取可疑菌菌落进行涂片、革兰染色并镜检。根据可疑菌的形态、革兰染色性及生长特点，选择数项生化反应对其进行鉴定。血液标本中常见革兰阳性球菌主要为葡萄球菌属、链球菌属和肠球菌属，其菌属间的鉴定，可进行触酶试验。触酶试验阳性者常为葡萄球菌属，触酶试验阴性者常为链球菌属或肠球菌属。各菌属内菌种的鉴定可参照表18-1和表18-2所列各菌的生化特征进行。常见生化反应的原理、方法及结果判断，见实验三，凝固酶试验方法及结果判断见实验九。

4．可疑菌抗菌药物敏感性试验

可疑菌药敏试验采用纸片扩散法进行，注意链球菌属细菌的药敏试验须在血液琼脂平板上进行。根据可疑菌特点，选用4～5种常用抗生素药敏纸片进行试验，具体方法及结果判断见实验六。

5．结果分析与报告

分析实验结果，报告标本中可能存在的病原菌及药敏试验结果。

思考题

（1）血液标本为何需要增菌培养？增菌培养后，哪些现象提示有菌生长？
（2）涂片染色镜检在病原菌鉴定中有何意义？

（王　蕾）

实验十九　粪便标本中常见肠道杆菌的分离培养与鉴定

一、目的要求

（1）掌握粪便标本中肠道杆菌分离培养与鉴定常用的方法。

（2）熟悉粪便标本中病原菌的检验程序。

（3）了解粪便标本中常见病原菌的种类。

二、实验内容

消化道感染常见于痢疾、肠热症、食物中毒、胃肠炎等疾病，大多为细菌性感染。引起消化道感染的细菌种类多，致病机制各不相同，诊断比较困难，因此，常采集患者的粪便标本进行病原学诊断。

（一）实验材料

1. 标本

模拟腹泻患者粪拭子标本。

2. 培养基

S-S 平板培养基、克氏双糖铁斜面培养基（KIA）、营养琼脂平板培养基、半固体培养基、常用肠道杆菌鉴定用生化管（发酵甘露醇试验、吲哚试验、脲酶试验等）。

3. 试剂及其他材料

革兰染液、柯氏试剂、志贺菌多价诊断血清、沙门菌 A-F（O）多价诊断血清。

（二）实验方法

1. 分离培养

将粪拭子标本接种于肠道选择培养基 S-S 平板上，于 37 ℃ 培养 18～24 h，接种方法采用"米字格"划线，方法如下。

（1）涂粪便材料于平板边缘部（图 19-1A）。

（2）接种环灭菌冷却后，从平板边缘部取菌，连续划平行线（图 19-1B）。

（3）接种环灭菌冷却后，划平行线垂直交叉于上述平行线上（图 19-1C）。

（4）接种环灭菌冷却后，划斜线（图 19-1D）。

（5）接种环灭菌冷却后，划另一方向斜线（图 19-1E）。

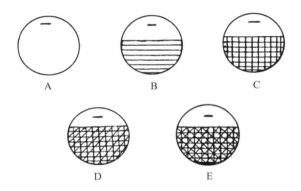

图 19-1　粪拭子标本分离培养接种法

观察 S-S 平板培养基上细菌菌落的种类和特征，确定可疑菌的菌落。肠道杆菌中的致病菌大多数不发酵乳糖，在 S-S 平板上可形成无色或微黄色菌落，菌落中央有/无黑色沉淀，详见实验十。

2. 可疑菌的鉴定

挑取可疑菌菌落接种 KIA 斜面培养基，37 ℃ 培养 18～24 h 后，观察并分析其在 KIA 上的生长现象，进行初步鉴定，KIA 的接种方法及结果分析见实验十。

（1）形态学检查。

取 KIA 斜面菌苔少许，涂片、革兰染色并镜检。肠道杆菌均为革兰阴性中等大小杆菌，形态学检查鉴定意义不大。

（2）生化反应鉴定。

根据粪便标本中常见肠道杆菌的生化特征（表 19-1），选择数项生化反应对可疑菌进行鉴定，常见生化反应的原理、方法及结果判断，见实验三。

表 19-1　粪便标本中常见肠道杆菌生化特征

菌名	KIA				甘露醇	动力	吲哚	脲酶
	乳糖	葡萄糖	产气	H₂S				
大肠埃希菌	+	+	+	−	⊕	+	+	−
沙门菌	−	+	+/−	+/−	+/⊕	+	−	−
志贺菌	−	+	−	−	+/−	−	+/−	−
变形杆菌	−	+	−	+	−	+	+/−	+

（3）血清学鉴定。

经生化反应鉴定为沙门菌或志贺菌的可疑菌，还需用沙门菌、志贺菌多价诊断血清进行玻片凝集试验，以明确鉴定。玻片凝集试验的原理、方法及结果判断见实验十。

3．结果分析与报告

分析实验结果，报告标本中可能存在的病原菌。

思考题

（1）肠道杆菌容易发生变异，可能导致其生化特征不典型，鉴定结果不准确。对这些变异菌株，可采用哪些方法进行准确鉴定？

（2）若粪便标本中的病原菌是致病性大肠埃希菌，该如何进行病原学诊断？

（王　蕾）

实验二十　尿液标本中常见细菌的分离培养与鉴定

一、目的要求

（1）掌握尿液标本中常见细菌的分离培养与鉴定方法。

（2）熟悉尿液标本的定量接种和菌落计数法。

（3）了解尿液标本中常见病原菌的种类。

二、实验内容

正常情况下膀胱中无菌，中段尿培养的细菌数不超过 10^3 CFU/mL，若发生尿路感染，细菌数则 $\geqslant 10^5$ CFU/mL。尿路感染是细菌（包括狭义细菌及支原体、衣原体和螺旋体等特殊细菌）、病毒、真菌等病原体在尿路中生长和繁殖所导致的感染性疾病。导致尿路感染的众多病原体中，绝大多数为革兰阴性杆菌，其中大肠埃希菌最为常见，多来源于结肠，大肠埃希菌污染尿道后上行至膀胱、肾脏和前列腺，导致上行性感染。此外，变形杆菌、铜绿假单胞菌等革兰阴性菌及肠球菌、凝固酶阴性葡萄球菌等革兰阳性菌在尿路感染者中亦具有较高的检出率（表 20-1）。

表 20-1　尿液标本中的常见细菌

杆菌		球菌		其他
革兰阴性	革兰阳性	革兰阴性	革兰阳性	
大肠埃希菌	结核分枝杆菌	淋病奈瑟菌	金黄色葡萄球菌	支原体
变形杆菌	非致病性棒状杆菌		凝固酶阴性葡萄球菌	衣原体
不动杆菌			肠球菌	螺旋体
产气肠杆菌			化脓性链球菌	放线菌
肺炎克雷伯菌			厌氧链球菌	
铜绿假单胞菌				
沙门菌				
沙雷菌				

（一）实验材料

1．标本

模拟尿路感染患者的尿液标本。

2．培养基

麦康凯琼脂平板培养基、血琼脂平板培养基、克氏双糖铁斜面培养基、营养琼脂平板培养基、巧克力琼脂平板培养基、O/F试验生化管和其他常用鉴定生化管等。

3．试剂及其他材料

革兰染液、抗酸染液、3%过氧化氢、氧化酶试剂、新鲜血浆（人源或兔源）、诊断血清等。

（二）实验方法

1．直接涂片镜检

以无菌操作取尿液标本10 mL，3,000 rpm离心15 min，取沉淀物制作涂片，经不同方法染色后观察细菌形态及染色性。革兰染色后如查见革兰阴性肾形双球菌，位于中性粒细胞内外，可初步判定为淋病奈瑟菌感染。尿液沉淀物的"厚涂片"经抗酸染色后，若观察到红色、较细长略弯曲、有些可呈分枝状的杆菌，可初步判定为结核分枝杆菌感染。

2．细菌的分离培养和鉴定

为进一步明确尿液中细菌的种类，还需采用特定培养基在不同培养条件下进行各类细菌的分离培养和鉴定。

（1）常规细菌的分离培养和鉴定。

将尿液标本离心，取沉淀物接种于血琼脂平板和麦康凯琼脂平板，35 ℃培养18～24 h，观察平板培养基上细菌菌落的种类和特征，确定可疑菌的菌落。挑取可疑菌的菌落进行革兰染色镜检。如为革兰阳性球菌，可通过触酶试验鉴定。触酶试验阳性者常为葡萄球菌属，触酶试验阴性者常为链球菌属及肠球菌属。各菌属内菌种的鉴定可参照表18-1（实验十八）。如为革兰阴性杆菌，氧化酶试验阴性、葡萄糖氧化发酵试验阳性者初步判定为肠杆菌科细菌，可用克氏双糖铁斜面培养基上的生化结果及血清学试验进一步鉴定。氧化酶试验阴性、O/F 试验阴性者常为不动杆菌；氧化酶试验阳性且 O/F 试验为氧化型者常为铜绿假单胞菌。

（2）淋病奈瑟菌的分离培养和鉴定。

将尿液标本离心，取沉淀物接种于 35 ℃ 预热的巧克力琼脂平板培养基，35 ℃、5% ~ 10% CO_2 培养 18 ~ 24 h。若出现圆形隆起、光滑湿润、灰白色、透明或半透明的小菌落，染色镜检为革兰阴性双球菌，则初步判定为奈瑟菌属。根据奈瑟菌属的主要生化特征，可选择数项生化反应对可疑菌落进一步鉴定，氧化酶阳性，发酵葡萄糖，不发酵麦芽糖、蔗糖者通常为淋病奈瑟菌。若无细菌生长则继续培养至 48 h。

3. 尿液菌落计数

在收集尿液标本的过程中难以避免尿道内细菌污染，因此实际工作中必须同时进行细菌分离培养鉴定与细菌计数，两者综合评价以做出最终诊断，有效指导临床合理治疗（图 20-1）。

（1）直接划线法。

将尿液标本充分混匀，用定量接种环蘸取尿液至血琼脂平板，进行均匀地连续密集划线，35 ℃ 培养 18 ~ 24 h 后，计数平板上的菌落数。根据以下公式计算尿液中的细菌浓度（CFU/mL）：

$$每毫升尿液菌量 = 平板上的菌落数 / 取尿量$$

如定量接种环规格为 0.005 mL，平板菌落数为 100 个，则每毫升尿液菌量 = 100/0.005 = 20,000 个。

（2）平板倾注法。

将尿液标本充分摇匀，取 1 mL 至 9 mL 无菌生理盐水，进行 1:10 稀释，充分混匀，从此管中取 1 mL 稀释液至 9 mL 无菌生理盐水，即为 10^{-2} 稀释，以此类推梯度稀释至 10^{-3}、10^{-4}、10^{-5} 等不同浓度的稀释液，充分摇匀备用。分别从上述各管吸取 1 mL 稀释液加入直径为 9 cm 的无菌空平皿内，将已熔化并冷却至 50 ℃ 左右的普通琼脂培养基倾注于平皿内，立即混匀。待凝固后置 35 ℃ 培养 18 ~ 24 h，计数平板上的菌落数，通常选取菌落数在 30 ~ 300 之间的平板进行计数。根据以下公式计算尿液中的细菌浓度（CFU/mL）：

$$每毫升尿液菌量 = 平板上的菌落数 \times 尿液稀释度$$

一般认为革兰阳性球菌 $> 10^4$ CFU/mL，革兰阴性杆菌 $> 10^5$ CFU/mL 时视为有意义的阳性结果报告，培养 48 h 无细菌生长即为阴性，若同时有 ≥3 种细菌生长时，可视为标本污染，建议重留送检。

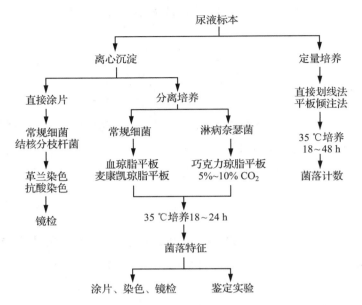

图 20-1 尿液标本细菌分离及鉴定流程

4. 结果分析与报告

分析实验结果，报告标本中可能存在的病原菌和依据。

思考题

（1）尿液标本进行菌落计数对明确尿路感染的病原菌是否必要？为什么？

（2）对淋病奈瑟菌所导致的尿路感染进行细菌学检查时须注意什么？

（李嫄渊　吴淑燕）

第三篇 临床常用的微生物检测新技术

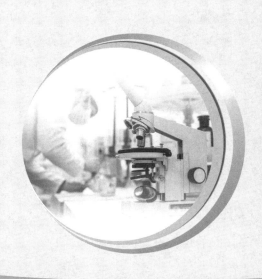

2017 年，WHO 发布对人类健康最具威胁的 12 种超级细菌，同时指出细菌耐药性已经成为全球公共卫生中极为重要的问题。近年来，《柳叶刀》发布的最新研究指出，2019 年细菌耐药性在全球范围内直接导致约 127 万人死亡。此外，约 495 万人在该年因细菌耐药性感染间接死亡。细菌耐药性的出现和蔓延，已然成为当今人类社会中三大死亡原因之一。因此，超级细菌及其耐药性监测亟须加强，其效率和检测深度都需要通过长期研究及实践而发展。近年来已有众多团队针对我国爆发的多重耐药细菌展开了深入研究。近期一项研究发现，以沙门菌为代表的肠杆菌广泛携带 bla_{OXA-1}、bla_{TEM-1} 和 β-内酰胺酶等抗微生物耐药性（Antimicrobial Resistance，AMR）基因。此外，耐甲氧西林金黄色葡萄球菌、产超广谱 β-内酰胺酶的大肠埃希菌和肺炎克雷伯菌以及鲍曼不动杆菌的多重耐药性也是社区和医院获得性感染最重要的病原菌。根据我国 2014 至 2019 年及 2022 上半年的细菌耐药性监测报告，耐药性大肠埃希菌、肺炎克雷伯菌、金黄色葡萄球菌、铜绿假单胞菌和鲍曼不动杆菌为我国临床主要耐药性病原菌。其中，耐甲氧西林金黄色葡萄球菌检出率虽有下降趋势，但仍然在 30% 或以上；碳青霉烯类耐药革兰阴性菌的检出率仍居高不下。监测显示，第三代头孢菌素耐药肠杆菌目细菌已广泛流传，成为重要的检疫难题。多重耐药（Multiple Drug Resistant，MDR）细菌的出现和快速扩散正在将人类的公共卫生体系推向"后抗生素时代"。

细菌种属鉴定及耐药基因检测技术的开发和应用迫在眉睫。物理、化学和分子生物学检测技术的出现进一步提升了细菌检测效率与准确性，如应用流式细胞仪、质谱仪和拉曼光谱仪等常见的实验器械；此外，免疫杂交技术、核酸杂交技术、核酸扩增技术等检测细菌耐药性的技术也同样值得关注。如今，随着测序技术的迭代更新和生物信息学的发展，包括细菌 16S 检测、全基因组测序、宏基因组测序等多项新型测序分析技术在内的高通量测序技术已经广泛应用于细菌检测领域。

基于上述检测技术和方法，本章节阐述了各类细菌及耐药基因检测的原理、优点和局限性，并对经典技术和新技术的关联性及应用场景进行分析，为我国细菌耐药性的预防和监测以及公共卫生体系的优化与改善提供相关技术支持。

1. MALDI-TOF MS 质谱鉴定

基质辅助激光解吸电离飞行时间质谱（Matrix-Assisted Laser Desorption Ionization-Time of Flight Mass Spectrometry，MALDI-TOF MS）是当下微生物鉴定较流行的方法。目前临床诊断实验室中的微生物鉴定主要依赖于传统的表型和基因测序鉴定技术，而 MALDI Biotyper（MBT）是一种基于 MALDI-TOF MS 的微生物快速鉴定系统，可在几分钟内对微生物进行无偏鉴定。MBT 耐药性检测包括 MBT-STAR（抗菌药物耐药性的选择性检测）、MBT-STAR-BL（β-内酰胺酶试验）、MBT-ASTRA（抗菌药物敏感性快速检测）和 MBT-RESIST（耐药性检测）等方法。

① MBT-STAR。

MBT-STAR 原理是通过检测 β-内酰胺类抗生素被产酶菌株水解而引起的分子量变化从而确定菌株耐药情况。

② MBT-STAR-BL。

配备 MBT-STAR-BL 模块的 MBT 系统能够同时快速鉴定细菌种类以及血液培养菌株的 β-内酰胺酶介导的耐药性。

③ MBT-ASTRA。

MBT-ASTRA 通过计算和生长在含有抗生素或不含抗生素的细菌光谱曲线下面积（Area Under the Curves，AUC）并比较 AUC 大小以评估细菌生长情况，可在几小时内检测到敏感菌株和耐药菌株之间的差异。最近一项研究优化了 MBT-ASTRA，已成功应用于白色念珠菌和光滑念珠菌等酵母菌的敏感性检测。

④ MBT-RESIST。

MBT-RESIST 基于非放射性同位素标记介质，使细菌在含有 ^{12}C 或者 ^{13}C 碳组分的培养基中平行生长，并将含抗生素同位素标记的培养基中生长的细菌与在无抗生素标记的培养基中生长的细菌质谱结果进行比较。耐药细菌可以在含有 ^{13}C 的抗生素中生长，导致质谱中峰向更高的 M/Z 移动，进而通过峰位的移动来判定耐药性。Sparbier 等人通过 ^{13}C 标记的赖氨酸培养基来测试金黄色葡萄球菌对苯唑西林和头孢西丁的耐药性。MBT-RESIST 和 MBT-ASTRA 理论上应用于所有种类的抗生素和微生物，但仍存在微生物培养时间较长、需要摸索抗生素使用条件等缺点，需要进一步优化。

MALDI-TOF MS 可生成每种微生物的唯一特征质谱指纹图谱，使得检测精度精确到属和种水平，且在传统的鉴定检测方法基础上将微生物的检测时间缩短到 24 h 以内，是一种快速、准确且经济高效的微生物表征和鉴定方法。目前，Giebel 等人已经将 MALDI-TOF MS 用于表征多种微生物，包括细菌，真菌和病毒等，尽管仪器和维护成本高昂，但运行成本和耗材远低于其他传统方法，且具有更高的精度和效率，因而对于临床诊断而言，MALDI-TOF MS 是一种可广泛运用且前景良好的技术。

MALDI-TOF MS 质谱鉴定的原理和步骤如下。

（1）样品制备：待鉴定的微生物样本须提前处理。通常将微生物细胞膜打破，释放细胞内的生物分子，包括蛋白质、脂质和核酸等。

（2）MALDI-TOF MS：样品中的生物分子被混合在一个称为基质的物质中。基质是一个能够吸收激光能量并将其转化为离子的物质。激光照射样品-基质混合物，使得样品中的分子被解离成离子，并在电场中飞行。

（3）飞行时间分析：飞行时间质谱仪中的电场将离子加速，并使它们在电场中飞行。由于不同的离子具有不同的质量/电荷比（M/Z），它们会以不同的速度飞行。较轻的离子飞行得更快，而较重的离子飞行得更慢。

（4）鉴定：飞行时间质谱仪会记录离子到达探测器的时间，根据离子的飞行时间，可以计算出它们的 M/Z 值。这些 M/Z 值被用来生成质谱图谱。将谱图与数据库中已知的微生物质谱图进行比对，可确定待鉴定微生物的种属。

2. 全自动微生物鉴定仪

全自动微生物鉴定仪是一种用于快速鉴定微生物的设备，可通过对微生物的生长特性、代谢产物、生化反应等进行分析，从而确定微生物的种类。目前，最为广泛应用的是法国生物梅里埃公司的全自动鉴定系统及产品。该系列产品具有种类繁多、分类细致和针对性强的特点。而这些产品从操作上大致可分为 API 鉴定系列产品、ATB 鉴定及药敏系列产品及 VITEK 系列产品。其中，API 被称为"手工"卡，ATB 鉴定药敏系列产品和 VITEK 系列中的 VITEK 3.2 被称为"半自动系统"，而 VITEK2 及 VITEK2 Compact 则被认为是"全自动系统"。全自动的 VITEK2 及 VITEK2 Compact 系统的自动化主要体现在样本经过简单处理和编号后即可上机处理，鉴定结果可自动生成并可传输至实验室信息管理系统（Laboratory Information Management System，LIS）。结合药物敏感试验，该系统还可提供全面、完备的鉴定检测报告。

VITEK 系列细菌鉴定和药敏分析系统，不仅可被应用于临床微生物检验，同时还常见于商检和防疫系统。与 API 和 ATB 系列产品相比，VITEK 的鉴定卡的种类比较少，目前只有 VITEK2 ID-GNB 临床常见发酵和非发酵革兰阴性杆菌的自动化鉴定、VITEK2 ID-GPC 用于临床常见革兰阳性菌的自动化鉴定和对 β-内酰胺酶的检测和 VITEK2 ID-YST 用于临床常见酵母菌和酵母样真菌的自动化鉴定这三种。

除了细菌鉴定和药敏结果分析，VITEK 系统还可进行一定的统计分析，即细菌流行病学统计报告系统——DataTrac。VITEK Data Trac 统计软件是一种院内感染管理的重要工具，提供41种参数作为统计范围，可同时发生12种参数的变化。VITEK Data Trac 报告包括3种类型、8种不同内容的基本报告形式，由于其可选择性搜索数据库，根据选择的参数将数据分类选出并报告结果，所以可为不同标本、不同统计时间、不同病种、不同病区、不同试验类型和不同细菌等多种流行病提供报告。所有 Data Trac 报告都是累积性的，将原有数据打乱，根据不同参数重新整理为一份特定的报告。而新型 VITEK 2 系统是一种基于培养技术的自动化微生物学系统。与此前生产的 VITEK 系统有本质区别，它能在 3 h 内提供革兰阴性杆菌的明确鉴定结果。基于荧光的新技术在检测新陈代谢变化方面灵敏度更高。因此，通过对反应进行额外的连续监测，可提供更快的鉴定结果。

综上所述，细菌鉴定领域自动化系统的应用，将检测时间大幅缩短的同时很好地提高了检测深度，为快速、正确的细菌学报告提供了技术支持。但同时一个自动化系统的成功应用是由多种因素决定的，不仅是仪器本身的性能、所研制厂家和公司的技术支持和培训，仪器使用人的业务素质及所购买仪器单位总体医疗水平也是必不可少的。

全自动微生物鉴定仪的原理和步骤如下。

（1）样本处理：收集待鉴定的微生物样本，可以是来自病患体液、环境样品或其他来源的微生物样本。样本需要经过适当的处理，如培养、分离和纯化，以便在鉴定仪中进行进一步分析。

（2）自动分析：将处理后的样本加载到全自动微生物鉴定仪中。仪器会自动进行多种测试，以获取有关微生物的信息。这些测试可能包括生长曲线分析、生化试剂反应测试、荧光标记、色素产生等。仪器会监测微生物在不同条件下的生长和代谢情况。

（3）数据收集：鉴定仪会记录分析过程中产生的各种数据，包括生长速率、代谢产物生成、反应颜色变化等信息。这些数据将用于与已知微生物数据库中的信息进行比较。

（4）数据库比对：仪器内部通常会储存大量已知微生物的信息，包括它们的生长特性、代谢产物、反应模式等。通过将仪器生成的数据与数据库中的信息进行比对，可以初步确定待鉴定微生物的可能种类。

（5）鉴定结果生成：根据与数据库比对的结果，仪器会生成一个鉴定报告，其中包括待鉴定微生物的可能种类、置信度等信息。这个报告可以在仪器的显示屏上提示，也可以通过连接到计算机进行进一步分析。

（6）结果解释：鉴定结果可能是一个或多个可能的微生物种类，伴随着相应的置信度或匹配度。根据鉴定结果，进一步地分析和解释可能是必要的，以确定最终微生物种类。

3. 全自动血培养系统

全自动血培养系统（Automated Blood Culture System）是医疗设备中的一种，用于在临床实验室中培养并检测患者的血液样本以寻找可能存在的细菌或真菌感染。目前已广泛运用于血流分离菌及其抗菌药耐药性模式的检测。临床试验表明，使用全自动血培养系统培养方法时，无须将微生物培养时间延长两周。且大多数有临床意义的微生物都能在三天内生长，有助于更早地决定最终的抗菌药物处方。即使近年来新型诊断技术不断发展，当下自动血液培养（Blood Culture，BC）系统仍是全球范围内血流微生物感染检测的黄金标准，可以自动地处理多个血液样本，并提供更快、更准确的结果。

近年来，Angela M. Minassian 等人通过全自动血培养系统方法，优化了细菌培养时间，精准地在组织样本中确定了丙酸杆菌属等成长缓慢的临床菌属。Hsiu-Hsien Lin 等人的研究发现，通过优化全自动血培养系统方法过程中采血量的方法，可更高效地分离金黄色葡萄球菌、链球菌属、肠杆菌科属、葡萄糖不发酵菌种等各种菌属。据调查，目前中国最流行的自动血培养系统是 BACTEC FX 和 BacT/ALERT 3D 两套系统。而 2020

年 BioMérieux 公司最新推出的 BacT/ALERT VIRTUO 性能又被证明要优于目前流行的自动血培养系统。此外，国内外等科研人员还发现，在全自动血培养系统中使用不同的培养基也会使得病原微生物的培养与检测速率出现差异。一般而言，树脂基培养基的性能优于碳基培养基。然而，相较于新型微生物检测技术，常规血培养方法仍存在一定缺陷。比如在寻找临床未知病原体时，只有 2% 的重复血培养检测到新的病原体。此外，在常规临床实践中，90% 或更多的血培养未培养出任何菌体也令人担忧其实施过程中的必要性该如何检验。

全自动血培养系统的优点包括提高了诊断的速度和准确性，减少了人为错误的风险，以及更有效地利用了临床实验室人员的时间，为血感染检验提供了目前为止的"金标准"。这种技术在感染病诊断和治疗中扮演着重要角色，显著加快了患者的病原微生物鉴定与疾病诊疗过程。

全自动血培养系统的原理和步骤如下。

（1）标本采集和准备：采集患者的血液样本并收集到试管中。过程中要确保样本的无菌性，以避免外来微生物的污染。

（2）自动接种：血液样本会被系统自动接种到培养瓶中，通常是专门设计的含有培养基的瓶子。这些培养瓶通常会包含适当的养分和条件，以支持不同类型微生物的生长。

（3）培养瓶监测：一旦血液样本被接种到培养瓶中，瓶子会被放置在全自动血培养系统中。系统会定期监测培养瓶中的光学密度变化。因为微生物的生长会导致培养液变浑浊，从而引起光学密度的变化。

（4）温度和气体控制：全自动血培养系统会为每个培养瓶提供适当的温度和气体环境，以模拟微生物在体内生长的条件。这通常包括 37°C 的体温和适当的氧气水平。

（5）光学密度监测：系统会周期性地使用光学传感器测量培养瓶中的光学密度。光学密度的变化可以指示微生物的生长。

（6）自动警报和鉴定：如果系统检测到培养瓶中光学密度的增加，可能表示微生物已经开始生长。系统会自动触发警报，并开始进一步的鉴定。

（7）微生物鉴定：一些全自动血培养系统还配备了自动的微生物鉴定功能。这些系统可以通过分析微生物的生长特性、代谢产物等信息，快速识别可能的病原体。

（8）结果报告：系统会自动生成结果报告，通知临床医生培养瓶中是否存在细菌或真菌感染。如果有必要，还会进行进一步的分析和测试，以确认病原体的种类和敏感性。

4. 16S rDNA 测序

细菌核糖体 RNA（ribosome RNA，rRNA）按沉降系数分为 3 种，分别为 5S、16S

和 23S rRNA。16S rRNA 为核糖体 RNA 的一个亚基，16S rDNA 是编码该亚基的基因。16S rDNA 因其序列在物种间的高度多样性，成为细菌分类学研究的"分子钟"，素有"细菌化石"之称。16S rDNA 基因全长 1,542 bp，由 9 个可变区和 10 个保守区组成。其中保守区反映了生物物种间的亲缘关系，而可变区则表明物种间的差异，且变异程度与细菌的系统发育密切相关。

在细菌基因组中，编码 16S rRNA 的 rDNA 基因具有良好的进化保守性，适宜分析的长度（约为 1.5 kb），以及与进化距离相匹配的良好变异性，所以成为细菌分子鉴定的标准标识序列。16S rDNA-seq 是通过提取微生物菌群的 DNA，选择可变区的特定区段（V3－V4）进行 PCR 扩增，再通过高通量测序的方法，帮助研究人员分析特定环境中微生物群体基因组成及功能、微生物群体的多样性与丰度，进而分析微生物与环境、微生物与宿主之间的关系，发现具有特定功能的基因。该方案因其无须分离培养细菌，实验操作简单，并可大规模鉴定特定生境中全部菌群而成为研究微生物群落多样性的首选方案。在医学领域，主要应用于肠道微生物与疾病的关联分析，揭示疾病与健康个体间微生物的差异，研究药物或饮食干扰后菌群差异，或某一病程发展过程中肠道菌群的变化，如结直肠癌等。此外，16S rDNA 测序在环境微生物学、生态学研究以及人类健康领域都有广泛的应用。例如，它可以用于研究水体中的污染微生物、土壤生态系统中的微生物多样性等。

其测序方案有测序模式 Miseq PE300 和测序数据量 0.05 M clean reads 两种。生物信息分析内容包括基础分析和高级分析。基础分析包括原始数据处理及统计、可变区域验证、操作分类单元（OTU）聚类及分析、单样本物种分类及丰度分析、多样品物种丰度分析、Alpha 多样性分析、Beta 多样性分析。高级分析包括样品差异主要因子分析、组间显著性差异分析、系统进化树构建、个性化分析。

16S rDNA 测序的样品类型为 Meta 样品（Meta sample），即元数据样品，具有元数据信息，如粪便、土壤等或 Meta DNA 样品。通过测序，可以得到关于样品的详细描述和特征，包括样品来源、处理方法、测量参数等，这些信息可以帮助研究人员更好地理解和解释样品的性质。测序前对 Meta 样品有一定的要求：①确保样品量达 2 g 以上，DNA 样品 2 μg 以上；②质量方面要做到样品种 DNA 无明显降解、无蛋白污染、$OD_{260/280}$ 值≥1.5、$OD_{260/230}$ 值≥1.0 及浓度≥30 ng/μL；③可将样品中的 DNA 溶于 Nuclease Free 超纯水中，−20 ℃保存；④样品保存期间避免反复冻融；⑤在样品运输过程中，要将其置于 1.5 mL 管中，封口膜封好，冷冻运输。

16S rDNA 测序在检测流程与结果方面也存在一定不足。由于部分菌种种间差异小，单独依靠 16S rDNA 鉴定深度不足，不能鉴定到种，需要其他鉴定方法补充验证。此外，16S rDNA 鉴定基于 PCR 的鉴定方法，与其他 PCR 鉴定方法一样存在容易污染，获得假阳性结果的问题。因此，应注意做好阴性对照。

作为高通量测序的一种，16S rDNA 测序如同其他的高通量测序方法一样，可以在短时间内获取大量的微生物样本信息，并且可以在不需要微生物培养的基础上获取更高分辨率和精度的检验检测结果。经过十余年的发展，我们可以看到 16S rDNA 测序方法正被越来越广泛地运用于各行各业，尤其是临床医学领域，用以定量获取并分析微生物及更深层次的微生物信息。

16S rDNA 测序的原理和步骤如下。

（1）基因组 DNA 提取：根据不同的样品类型采用不同的提取方案，获得高质量的宏基因组 DNA。

（2）DNA 质量检测：Nanodrop 检测 DNA 样品浓度及纯度；琼脂糖凝胶电泳检测 DNA 样品完整性。

（3）16S 可变区 PCR 扩增：引物设计扩增可变区的特定区段（V3 – V4 区）。

（4）第二次 PCR 扩增：在 DNA 分子两端引入接头序列及 index 序列。

（5）文库质检：Agilent 2100 Bioanalyzer 检测文库大小分布，Qubit 3.0 或荧光定量 PCR 测定文库浓度。

（6）上机测序：根据数据量要求将文库 pooling 上机测序。

（7）数据分析：下机数据由专业生物信息分析团队进行分析，提供全面数据分析报告。

5. 全基因组测序

全基因组测序（Whole Genome Sequencing，WGS）是指获得一个物种全基因序列的过程。在细菌耐药性检测领域，WGS 可以提供细菌全面的耐药基因谱，并通过耐药基因预测其耐药表型，揭示相关耐药机制。多项研究对 WGS 和表型 AST 耐药性进行对比，研究结果具有高度一致性，证明了通过 WGS 预测细菌耐药性的准确性。此外，通过 WGS 鉴定耐药细菌基因组中染色体和质粒编码的抗生素耐药基因，有助于了解耐药基因的移动和传播背后的机制，还可以对耐药菌株的暴发流行进行监控。但是此类技术检测周期较长、价格较贵，且样本需要纯细菌培养物，对临床细菌鉴定分离要求较高。

随着基因组测序技术的进步与成本的降低，全基因组测序技术在临床诊疗领域的应用也不断多元化，主要体现在：疾病风险评估、个体药物敏感性评估、遗传性疾病基因诊疗、家族遗传咨询及疾病预防以及肿瘤精准防治等。由于全基因组测序方法可以提供单核苷酸水平的全部基因组信息，因此可用于确定耐药基因的存在和机制，以及病原体的分子特征（包括毒性和药物敏感性等）和遗传特征。

此前，研究人员在南亚和撒哈拉以南地区的儿童中分离出非典型肠致病性大肠杆菌，通过 WGS 测序发现，尽管存在广泛的地域、症状和多样性，但其中的 65% 对三类或更多类抗菌药具有耐药性，而另一项基于 WGS 分析测序技术的报道发现，医院患者

感染产生广谱 β-内酰胺酶细菌的可能性与感染前过长的住院时间、与抗菌药物接触情况和近期的跨国行程有关，体现了全基因组测序在追踪溯源临床病原菌感染中的重要性。

在临床微生物诊疗领域，全基因组测序技术是一种全面且高效的检测技术。从最基本的菌株识别，到更深层次的表型预测、病因诊断、流行病追踪和监控，其在未来临床领域的意义及运用趋势不可忽视，是一项真正意义上"前景广阔"的技术。目前存在的难题是，这种可以提供大量临床相关信息的检测技术，在真正全面投入使用前需要进一步地降低成本；此外，现有的微生物基因组学参考数据库不足，有效、标准化和经认可的生物信息学方案仍没有统一的标准。但总的来说，WGS 已经超越一种单纯的检测技术，将流行病的检测与溯源放在"大时空"的层面上，研究者可以借此在更广阔与深刻的尺度上理解并尝试寻找更优的临床疾病防治手段。

全基因组测序的原理和步骤如下。

（1）DNA 提取：从准备好的待测生物体细胞中，通过细胞破碎和 DNA 分离等步骤提取 DNA。

（2）DNA 纯化：通过离心、柱式层析等方法从样本中去除蛋白质、RNA 和其他污染物等杂质，将从样本中提取的 DNA 浓缩。

（3）DNA 质量和浓度检测：使用分光光度计或荧光分析仪等工具测量 DNA 的质量和浓度，以确保提取的 DNA 质量足以用于后续的测序。

（4）文库构建：通常需要通过超声波破碎或酶消化等方法将提取的 DNA 分割成较小的片段，以便后续处理。进而将 DNA 片段的两端连接适配体，PCR 扩增后制备成文库。文库是一系列 DNA 片段的集合，每个片段都与一个适当的连接器相结合。

（5）测序：文库中的 DNA 片段需要被逐个测序，以确定它们的碱基序列。现代测序技术使用高通量测序平台，如 Illumina 的测序仪，可以同时测定成千上万个 DNA 片段的序列。

（6）序列组装：测序仪输出的序列片段被处理和整理，以恢复出完整的基因组序列，这称为序列组装。因为测序仪通常只能测量短片段，所以需要利用片段之间的重叠信息来将它们组装成更长的序列。

（7）参考比对：组装得到的序列需要与已知的参考基因组进行比对。这有助于确定序列中的基因、功能区域以及变异。

（8）单核苷酸多态性检测：在比对过程中，可以检测出待测生物体的基因组中的变异，包括单核苷酸多态性（Single Nucleotide Polymorphisms，SNPs）和插入/缺失等。

（9）注释和分析：检测到的变异需要进一步注释和分析，以确定它们可能的生物学和医学意义。这可能涉及预测蛋白质编码基因、非编码 RNA、调控区域等。

6. 宏基因组测序

宏基因组下一代测序（Metagenomics Next Generation sequencing，mNGS）是通过高通量测序技术检测特定环境样品中微生物群体的基因组信息。通过生物信息学分析方法进行病原体鉴定、微生物组分析和细菌耐药性预测。在临床细菌耐药基因检测中，mNGS 能诊断未知病原体的感染，并挖掘其耐药基因，为临床合理使用抗生素提供参考。基于宏基因组测序技术，Wang 等在一名免疫功能低下的重症肺炎患者的培养阴性肺组织样本中鉴定出肺炎克雷伯菌，并进一步鉴定出 bla_{SHV-12}、bla_{KPC-2}、bla_{TEM-1}、$bla_{CTX-M-65}$ 等抗性基因。此外，mNGS 还可用于新型耐药基因的检测。Gloria 等通过宏基因组测序技术，从土壤样本中确定了 11 种新的抗生素耐药基因，包括新型氨苄西林耐药基因、庆大霉素耐药基因、氯霉素耐药基因和甲氧苄啶耐药基因等。mNGS 的优点在于直接从原始样本进行无偏检测，在对现有耐药基因筛查的基础上挖掘新型耐药基因，但是该技术成本高、步骤复杂，缺乏标准化和自动化的分析流程，对细菌耐药基因的大规模筛查较为困难。在一篇综述文章中，科研人员整理了近 20 年的 mNGS 研究结果，发现 mNGS 在直接从临床样本中鉴定罕见、新型、难以检测和合并感染的病原体方面表现良好，被称为是"解决临床感染问题的最后手段"。

Diao 等人在一项基于宏基因组测序技术完成下呼吸道感染（Lower Respiratory Infections，LRIs）诊断的相关综述中提及，mNGS 在 LRIs 中有较广的应用范围，包括 LRIs 诊断、气道微生物组分析、人类宿主反应分析和耐药性预测，并将成为未来十年传染病诊断领域的重要工具。2018 年，一项针对 511 份临床样本的基于宏基因组测序的回顾性综述提及，较传统方法，mNGS 对病原体鉴定具有更高的敏感性和特异性（分别为 50.7% 和 85.7%），且受既往抗生素暴露的影响较小。此外，在后续一项针对 163 份急性脑膜炎样本的检测中，V. Kufner 团队声称 mNGS 的总体一致性百分比在脑脊液中为 81%，在血液样本中为 68%，在测试的咽拭子中为 100%，因而在病毒检测方面具有一定优势，且可用作当前常规测试的补充。此外，传统方法培养时间较长，对于常见的病原体至少需要 2~5 d 才能得到结果，而对于分枝杆菌、诺卡氏菌和真菌等更顽固或更隐蔽的生物体，甚至需要数周至数月时间。而综合多重 PCR 检测、16S rDNA 检测和 MALDI-TOF MS 等方法不能有效检出不明病因的传染病。而基于宏基因组测序技术的检测能很好地完成未知病原的快速检测。

要与 WGS 区分的是，mNGS 作为一项应用于环境总体微生物分析的技术，更多地被应用于难以或不能诊断出的疑难病例中，而 WGS 更多应用于已知甚至病原菌已分离的病例中。这样的差异不难令人思考，是否可以将他们结合，从而很好地弥补彼此的缺陷，提高病原检测的丰富度及可信度，目前已有团队提出同时基于以上两种高通量测序技术，即通过全基因组测序和宏基因组学相结合，形成一套完整且数据丰富的工作流程，以完成临床微生物诊断。针对以上，来自瑞士的 Srinithi Purushothaman 团队认为，"尽管这种方法可能会产生累加或协同信息，但这些信息对于患者管理、感染控制和病原体监测等具有极高的重要性。"

全基因组测序、宏基因组测序，及其所代表的全部高通量测序技术，不仅将耐药性检测在患者个体上的深度与精度大大提升，还将流行病检疫防疫的尺度进一步扩大，通过其中的遗传信息和分子特征的预测为有关部门的检验检测提供巨大的便利，从而使得微生物检测向前跨出巨大一步。

宏基因组下一代测序的原理和步骤如下。

（1）样本收集和 DNA 提取：从环境样本中收集微生物群落，可以是土壤、水样、肠道内容物等。然后，从样本中提取总 DNA，其中包括来自各种微生物的基因组片段。

（2）文库制备：提取的总 DNA 需要被切割成较小的片段，通常是数百到数千碱基对长。这些片段称为"文库"。为了区分不同的微生物源，每个文库还可能会被添加带有特定 DNA 序列的"引物"。

（3）高通量测序：制备好的文库被送入高通量测序仪，如 Illumina、454 Roche、Ion Torrent 等。这些测序仪可以同时测序数以百万计的 DNA 片段。

（4）数据处理：测序仪生成的原始数据被转化为碱基序列。对于宏基因组测序，这些序列来自许多不同的微生物，需要对这些序列进行分析和分类。

（5）序列比对和注释：生成的 DNA 序列被与已知的微生物基因组数据库进行比对，以识别出每个序列来自哪些微生物，这个过程称为序列注释。根据比对结果，可以推断微生物的存在和相对丰度。

（6）功能分析：除了了解微生物的组成外，宏基因组测序还可以通过注释基因序列中的功能基因（如编码特定酶或代谢途径的基因），分析微生物群落的功能。

7. 结核分枝杆菌（Tubercle Bacillus，TB）的自动化培养系统

TB 检测系统是一种用于快速检测结核分枝杆菌的高度自动化设备，它可以在无人工监管的情况下完成结核菌培养，从而加速病原体的检测和诊断。这种系统可以帮助操作人员在短时间内确定患者是否感染了结核分枝杆菌，并提供更快速、可靠的诊断结果。

分枝杆菌属是一类细长、具有分枝生长趋势的需氧杆菌，因具有耐受或抵抗酸和乙醇脱色的特点，又称为耐酸或抗酸菌。分枝杆菌属至今已发现 80 多个种，除结核分枝杆菌和麻风分枝杆菌外，其他分枝杆菌，如堪萨斯分枝杆菌、耻垢分枝杆菌等，统称非结核分枝杆菌。

结核分枝杆菌的培养是将标本接种在特定培养基上，定时观察，15 d 后生长的为可疑菌落。判定阴性需要 8 周时间，要完成阳性病例的鉴定、药物敏感试验需要 2~3 个

月，且阳性率低，不易标准化。20 世纪 70 年代以来，采用^{14}C 棕榈酸作为底物快速检测结核分枝杆菌，使快速分离及鉴定结核分枝杆菌成为可能。第一代仪器为 BD 公司的 BACTEC 460TB 培养仪，由于^{14}C 的放射性环境污染及探针穿刺开放等缺陷，基本上已被淘汰。BACTEC 9000 系列为了克服放射性的缺陷，改用荧光增强技术。由于分枝杆菌的生长需要添加一定浓度的 CO_2，因此检测培养瓶中 O_2 浓度的变化比 CO_2 浓度的变化更加敏感直接。BACTEC 9000 系列利用对 O_2 浓度敏感的荧光物质，来测定培养瓶中结核分枝杆菌的生长。BACTEC MYCO/FTIC（含溶血素分枝杆菌/真菌培养瓶）适用于血液及无菌体液中结核分枝杆菌和真菌的检测。由于添加了溶血素，破坏了红细胞等血细胞对氧的利用，避免了假阳性。BACTEC MYCO/FSPuta 培养适用于其他污染标本的使用。在此两种瓶中有阳性生长时，须鉴别是结核分枝杆菌还是真菌或其他细菌生长所引起的阳性结果，它们仅适用于结核分枝杆菌的筛查。BACTEC 960 和 BacT/ALERT 3D 120/240 系统，可进行结核分枝杆菌的初代培养，阳性结果需要用其他方法做种的鉴定。

TB 检测系统检测所用样本一般为患者的痰液、体液（包括脑脊液、腹水、胸腔积液）、组织、粪便等标本。通过从患者身体部位采集这些样品标记后进行预处理，在自动化培养系统中进行培养与鉴定分析。结核分枝杆菌具有一定的形态与染色特征。一般而言，其菌体细长，或稍弯曲，两端钝圆；且革兰染色不易着色，而抗酸染色呈红色。

通过报道可知在结核分枝杆菌培养过程中，其一般生长缓慢——在罗氏固体培养基上须培养 2~6 周方可见到菌落。菌落多为粗糙型、不透明、乳白或米黄色，呈干燥颗粒状，形似菜花。液体培养基中结核分枝杆菌生长较快，可形成表面菌膜或沉于管底。

虽然自动化培养系统在结核病的检测中具有效率高、可靠性好等许多优势，但它们可能需要较高的设备和维护成本。使用人员也需要在使用前接受相应的培训，学习操作技能。在选择和使用这种系统时，需要综合考虑使用需求、预算以及系统的性能和可靠性。

TB 自动化培养系统与传统微生物鉴定手段相比，具有无须人工操作即可处理多个样本的能力，这不仅减少了交叉感染的风险，还适用于大规模的检测需求，在临床诊疗与流行病学调查领域有极好的实用价值与前景。此外，自动化系统针对每个样本处理过程和结果的记录，适应当下的大数据追踪和管理需求，也有利于质量控制，极大程度节省人力、算力的同时也满足临床诊疗领域中"高效、精准"的要求，随着技术的不断发展，自动化系统的性能也会不断提升，因而我们相信，更大规模的 TB 自动化培养系统使用并不遥远。

TB 自动化培养系统的原理和步骤如下。

（1）标本的处理。

① 痰液：挑取约 5 mL 痰液至已标记的 50 mL 离心试管中；加等量的 2% N-乙酰半胱氨酸-氢氧化钠（NALC-NaOH）前处理液（去污染）；旋涡振荡 20 s；静置 15 min，勿超过 20 min；加无菌 PBS（pH 6.8）至约 50 mL，盖紧盖子；3,000 rpm 离心 15 min；倒掉上清液；添加 1~3 mL PBS（pH 6.8）以中和 pH 至 6.8。

② 体液（包括脑脊液、腹水、胸腔积液）：无菌体液直接接种；标本量 > 10 mL，3,000 rpm 离心 15 min，取沉淀物接种；污染标本，须同痰液处理方法处理后再接种。

③ 组织：加 1g NALC 至组织上溶解组织，加 5 mL 7H9 肉汤，以剪刀或研磨器将组织均匀碾碎；取约 5 mL 碾磨液至已标记的 50 mL 离心试管内，加等量的 2% NALC-NaOH 前处理液；旋涡振荡 20s，静置 15 min，勿超过 20 min；加无菌 PBS（pH 6.8）至约 50 mL，盖紧盖子；3,000 rpm 离心 15 min，倒掉上清液；添加 1~3 mL PBS（pH 6.8）以中和 pH 至 6.8。

④ 粪便：挑取约 1 g 粪便至标记的 50 mL 离心试管内，加 5 mL 7H9 肉汤，混匀；加等量的 2% NALC-NaOH 前处理液；旋涡振荡 20 s，静置 15 min，请勿超过 20 min；加无菌 PBS（pH 6.8）至约 50 mL，盖紧盖子；3,000 rpm 离心 15 min，倒掉上清液；添加 1~3 mL PBS（pH 6.8）以中和 pH 至 6.8。

（2）培养基接种。

① 固体培养基：用无菌毛细管吸取消化后标本 0.1 mL，滴于中性罗琼培养基，将接种过的斜面来回晃动，使菌液均匀铺于斜面上，斜面朝上放 37 ℃恒温箱内培养。每一标本同时接种 2 支。

② 液体培养基：标本接种前，在 BBL MGIT 培养管中先加入 0.5 mL 营养添加剂（OADC）和 0.1 mL 杂菌抑制剂（PANTA）。接种 0.5 mL 标本至 BBL MGIT 培养管中。若一次处理标本较多，可用 OADC 直接溶解 PANTA，在 BBL MGIT 培养管中加入 0.8 mL 混合添加剂，然后接种 0.5 mL 标本至 BBL MGIT 培养管中。

③ 酸性培养基培养：在约 5 mL 痰液中加入等量的 4% NaOH 溶液，旋涡振荡 20 s；室温静置 15 min，勿超过 20 min。无菌吸取消化后标本 0.1 mL，滴于酸性罗琼培养基，将接种过的斜面来回晃动，使菌液均匀铺于斜面上，斜面朝上放 37 ℃恒温箱内培养。每一标本同时接种 2 支。

（3）结果观察。

① 固体培养基：接种后 3 d、7 d 观察，此后，每周观察 1 次。阳性结果经涂片证实随时报告。若 7 d 内报阳，则为快速生长菌，超过 7 d 则为缓慢生长菌。阴性结果至 8 周报告，必要时可延长。

② 液体培养基：系统每日自动记录荧光信号的变化而测知有无分枝杆菌生长，阳性结果经涂片证实后报告。

（4）结果解释。

① 固体培养基报告方式。

a）菌落生长不足斜面 1/4：分枝杆菌培养阳性（标记菌落数）。

b）菌落生长占整个斜面 1/4：分枝杆菌培养阳性（＋）。

c）菌落生长占整个斜面 1/2：分枝杆菌培养阳性（＋＋）。

d）菌落生长占整个斜面 3/4：分枝杆菌培养阳性（＋＋＋）。

e）菌落生长铺满整个斜面：分枝杆菌培养阳性（＋＋＋＋）。

f）培养 8 周仍无菌落生长：分枝杆菌培养阴性（－）。

② 液体培养基报告方式。

a）42 d 内系统显示阳性，涂片染色抗酸杆菌阳性：分枝杆菌液体培养阳性。

b）42 d 内系统显示阳性，涂片染色为非抗酸杆菌：标本污染，请重送。

c）42 d 后系统显示阴性，涂片染色无细菌生长：分枝杆菌液体培养阴性。

（5）药敏。

参见《抗菌药物敏感试验标准操作规程》及 CLSI M100S24 最新版本文件。

（6）质量控制。

以结核分枝杆菌 H37RV 为阳性质控，大肠杆菌 ATCC 25922 为阴性质控，每次检测均进行质量控制。

（7）临床意义。

结核分枝杆菌为结核病的病原体，不产生内、外毒素，其毒性物质为索状因子和硫脂。人类对其有较高的易感性，最易受损的器官是肺，绝大多数由呼吸道入侵导致感染和发病，很少经消化道和接触感染。人类初次感染以后有较高的免疫力，可阻止入侵的细菌经淋巴和血流播散，但不能预防再感染。

（8）安全防护。

① 所有操作均应在生物安全柜中进行。

② 检验人员操作时要穿隔离衣，戴口罩和手套。

③ 废痰盒、试管、离心后的上清液、剩余或废弃标本等污染物装入生物危险袋中，先浸泡消毒，再放入防漏容器中经 121 ℃ 高压蒸汽灭菌 30 min 后，才能丢弃或清洗。

④ 实验结束以 75% 乙醇喷洒安全柜台面；必要时对地面和墙面进行消毒，每周至少 1 次；清洁完毕，安全柜至少工作 15 min 后关机。

⑤ 打开安全柜及实验室紫外灯消毒 2 h。

⑥ 培养阳性标本的保存参见《菌种保存规程》。

思考题

（1）除了本章介绍的新技术外，当前还有哪些用于病原微生物的临床常用新技术？请列举 2～3 个例子。

（2）假设某地发生了一次急性暴发性腹泻，你作为从业人员，如何设计方案快速精准地进行病原微生物检测？请附上实验设计方案。

（3）细菌耐药性是全球面临的挑战。假设临床上你遇到了超级细菌感染的患者，你将如何检测细菌耐药性？请从可培养细菌、不可培养细菌、结核分枝杆菌等不易培养细菌的角度设计方案。

参 考 文 献

［1］HOFER U. Rise in global antibiotic use［J］. Nat Rev Microbiol. 2022,20(2):63.

［2］ANTIMICROBIAL RESISTANCE COLLABORATORS. Global burden of bacterial antimicrobial resistance in 2019:a systematic analysis［J］. Lancet. 2022,399(10325):629 – 655.

［3］DAVTYAN H, GRIGORYAN R, NIAZYAN L, et al. Antimicrobial resistance in a tertiary care hospital in Armenia:2016 – 2019［J］. Trop Med Infect Dis. 2021,6(1):31.

［4］XIANG Y, LI F, DONG N, et al. Investigation of a *Salmonellosis* outbreak caused by multidrug resistant *Salmonella* Typhimurium in China［J］. Front Microbiol. 2020,11:801.

［5］周薇,许世林,董梅花,等. 2010—2019 年我院血液科细菌感染患者病原菌分布及耐药性的单中心研究 ［J］. 中国临床新医学, 2021, 14 (11): 1106 – 1111.

［6］黎日海,刘建瑜,吴甲文. 某院多重耐药菌检出率及耐药性分析 ［J］. 中国临床新医学, 2016, 9 (7): 640 – 644.

［7］FANAEI V, VALIDI M, ZAMANZAD B, et al. Isolation and identification of specific bacteriophages against methicillin-resistant *Staphylococcus aureus*, extended-spectrum beta-lactamases-producing *Escherichia coli*, extended-spectrum beta-lactamases-producing *Klebsiella pneumoniae*, and multidrug-resistant *Acinetobacter baumanniiin* vitro ［J］. FEMS Microbiol Lett. 2021,368(19):fnab139.

［8］黄聪,王玉沐. 某院 2017～2019 年大肠埃希菌医院感染与社区感染分布及其耐药性分析 ［J］. 中国临床新医学, 2021, 14 (5): 488 – 492.

［9］LEE AWT, LAM JKS, LAM RKW, et al. Comprehensive evaluation of the MBT STAR-BL module for simultaneous bacterial identification and β-lactamase-mediated resistance detection in gram-negative rods from cultured isolates and positive blood cultures［J］. Front Microbiol. 2018,9:334.

［10］VATANSHENASSAN M, BOEKHOUT T, LASS-FLÖRL C, et al. Proof of concept for MBT ASTRA, a rapid matrix-assisted laser desorption ionization-time of flight mass spectrometry（MALDI-TOF MS）-based method to detect caspofungin resistance in *Candida albicans and Candida glabrata*［J］. J Clin Microbiol. 2018,56（9）:e00420-18.

［11］SPARBIER K, LANGE C, JUNG J, et al. MALDI biotyper-based rapid resistance detection by stable-isotope labeling［J］. J Clin Microbiol. 2013,51（11）:3741 – 3748.

［12］FLORIO W, BALDESCHI L, RIZZATO C, et al. Detection of antibiotic-resistance by MALDI-TOF mass spectrometry: an expanding area［J］. Front Cell Infect Microbiol. 2020, 10:572909.

［13］CROXATTO A, PROD'HOM G, GREUB G. Applications of MALDI-TOF mass spectrometry in clinical diagnostic microbiology［J］. FEMS Microbiol Rev. 2012,36（2）: 380 – 407.

［14］GIEBEL R, WORDEN C, RUST S M, et al. Microbial fingerprinting using matrix-assisted laser desorption ionization time-of-flight mass spectrometry（MALDI-TOF MS）applications and challenges［J］. Adv Appl Microbiol. 2010,71:149 – 184.

［15］MINASSIAN A M, NEWNHAM R, KALIMERIS E, et al. Use of an automated blood culture system（BD BACTEC™）for diagnosis of prosthetic joint infections: easy and fast ［J］. BMC Infect Dis. 2014,14:233.

［16］LIN H H, LIU Y F, TIEN N, et al. Evaluation of the blood volume effect on the diagnosis of bacteremia in automated blood culture systems［J］. J Microbiol Immunol Infect. 2013,46（1）:48 – 52.

［17］陈日荣, 李惠冰, 周美容. 不同种类微生物在全自动血培养仪中的生长曲线及其意义 ［J］. 中国感染控制杂志, 2006, 5（3）: 206 – 209.

［18］LI Z K, LIU S L, CHEN H M, et al. Comparative evaluation of BACTEC FX, BacT/ALERT 3D, and BacT/ALERT VIRTUO automated blood culture systems using simulated blood cultures［J］. Acta Clin Belg. 2022,77（1）:71 – 78.

［19］FABRE V, CARROLL K C, COSGROVE S E. Blood culture utilization in the hospital setting: a call for diagnostic stewardship ［J］. J Clin Microbiol. 2022, 60 （3）:e0100521.

［20］韩林, 蒋玲玉, 黄璐, 等. 高通量测序对脓毒症病原学诊断及病原菌耐药性预测的应用价值 ［J］. 中国临床新医学, 2020, 13（6）: 642 – 646.

［21］KAMOLWAT P, NONGHANPHITHAK D, CHAIPRASERT A, et al. Diagnostic performance of whole-genome sequencing for identifying drug-resistant TB in Thailand［J］. Int J Tuberc Lung Dis. 2021,25（9）:754 – 760.

［22］BILLARD-POMARES T, MARIN J, QUAGLIARO P, et al. Use of whole-genome sequencing to explore *Mycobacterium tuberculosis* complex circulating in a hotspot department in

France[J]. Microorganisms. 2022,10(8):1586.

[23] BARNES L, HEITHOFF D M, MAHAN S P, et al. Smartphone-based pathogen diagnosis in urinary sepsis patients[J]. EBioMedicine. 2018,36:73 − 82.

[24] WARETH G, BRANDT C, SPRAGUE L D, et al. WGS based analysis of acquired antimicrobial resistance in human and non-human *Acinetobacter baumannii* isolates from a German perspective[J]. BMC Microbiol. 2021,21(1):210.

[25] 姚如恩，傅启华，郁婷婷. 全基因组测序技术在临床诊断中的应用 [J]. 国际检验医学杂志，2023, 44 (17)：2049 − 2052.

[26] WADDINGTON C, CAREY M E, BOINETT C J, et al. Exploiting genomics to mitigate the public health impact of antimicrobial resistance[J]. Genome Med. 2022, 14 (1):15.

[27] INGLE D J, LEVINE M M, KOTLOFF K L, et al. Dynamics of antimicrobial resistance in intestinal *Escherichia coli* from children in community settings in South Asia and sub-Saharan Africa[J]. Nat Microbiol. 2018,3(9):1063 − 1073.

[28] OSTHOFF M, MCGUINNESS S L, WAGEN A Z, et al. Urinary tract infections due to extended-spectrum beta-lactamase-producing Gram-negative bacteria：identification of risk factors and outcome predictors in an Australian tertiary referral hospital[J]. Int J Infect Dis. 2015,34:79 − 83.

[29] YOUSAFZAI M T, QAMAR F N, SHAKOOR S, et al. Ceftriaxone-resistant *Salmonella* Typhi outbreak in Hyderabad city of Sindh, Pakistan：high time for the introduction of typhoid conjugate vaccine[J]. Clin Infect Dis. 2019,68(Suppl-2):S16 − S21.

[30] WANG K Y, LI P H, LIN Y F, et al. Metagenomic diagnosis for a culture-negative sample from a patient with severe pneumonia by nanopore and next-generation sequencing[J]. Front Cell Infect Microbiol. 2020,10:182.

[31] TORRES-CORTÉS G, MILLÁN V, RAMÍREZ-SAAD H C, et al. Characterization of novel antibiotic resistance genes identified by functional metagenomics on soil samples[J]. Environ Microbiol. 2011,13(4):1101 − 1114.

[32] HAN D S, LI Z Y, LI R, et al. mNGS in clinical microbiology laboratories：on the road to maturity[J]. Crit Rev Microbiol. 2019,45(5 − 6):668 − 685.

[33] DIAO Z L, HAN D S, ZHANG R, et al. Metagenomics next-generation sequencing tests take the stage in the diagnosis of lower respiratory tract infections[J]. J Adv Res. 2021, 38:201 − 212.

[34] MIAO Q, MA Y Y, WANG Q Q, et al. Microbiological diagnostic performance of metagenomic next-generation sequencing when applied to clinical practice[J]. Clin Infect Dis.

2018,67(suppl 2):S231 - S240.

［35］KUFNER V, PLATE A, SCHMUTZ S, et al. Two years of viral metagenomics in a tertiary diagnostics unit: evaluation of the first 105 cases［J］. Genes（Basel）. 2019,10（9）:661.

［36］陈春田，张顺合，王林等. 细菌快速检测与传统培养方法结果比较［J］. 检验检疫学刊, 2009（6）：12 - 14.

［37］SCHLABERG R, CHIU C Y, MILLER S, et al. Validation of metagenomic next-generation sequencing tests for universal pathogen detection［J］. Arch Pathol Lab Med. 2017, 141（6）:776 - 786.

［38］GLASER C A, HONARMAND S, ANDERSON L J, et al. Beyond viruses: clinical profiles and etiologies associated with encephalitis［J］. Clin Infect Dis. 2006,43（12）: 1565 - 1577.

［39］LI N, CAI Q Q, MIAO Q, et al. High-throughput metagenomics for identification of pathogens in the clinical settings［J］. Small Methods. 2021,5（1）:2000792.

［40］PURUSHOTHAMAN S, MEOLA M, EGLI A. Combination of whole genome sequencing and metagenomics for microbiological diagnostics［J］. Int J Mol Sci. 2022,23（17）:9834.

（李 恒 董 宁）

附录一　培养基的配制

（一）蛋白胨水培养基

成分：蛋白胨　　　　　　　20 g

　　　氯化钠　　　　　　　5 g

　　　蒸馏水　　　　　　　1,000 mL

上述成分混合于水中加热溶解并分装，调整 pH 至 7.0，121 ℃灭菌 20 min 后备用。

（二）胆汁-七叶苷培养基

成分：胰蛋白胨　　　　　　15 g

　　　大豆胨　　　　　　　5 g

　　　氯化钠　　　　　　　5 g

　　　牛胆粉　　　　　　　20 g

　　　七叶苷　　　　　　　1 g

　　　柠檬酸铁铵　　　　　0.5 g

　　　氯化血红素　　　　　0.012,5 g

　　　庆大霉素　　　　　　0.1 g

将上述成分混合于水中加热溶解，121 ℃灭菌 15 min，分装备用。

（三）改良罗氏培养基

成分：磷酸二氢钾　　　　　4 g

　　　硫酸镁　　　　　　　0.4 g

　　　柠檬酸镁　　　　　　1 g

　　　L-天门冬酰胺　　　　6 g

　　　甘油　　　　　　　　20 mL

蒸馏水	1,000 mL
新鲜卵黄液	1,600 mL
1%孔雀绿溶液	50 mL

除卵黄液及孔雀绿外，其余成分溶于蒸馏水，流通蒸汽灭菌 2 h，再加入卵黄液和孔雀绿，混匀分装置成斜面，加温使其凝固。

（四）高氏 1 号培养基

成分：
可溶性淀粉	20 g
硝酸钾	1 g
磷酸氢二钾	0.5 g
硫酸镁	0.5 g
氯化钠	0.5 g
硫酸亚铁	0.01 g
琼脂	20 g
10%酚红溶液	2 mL
蒸馏水	1,000 mL

先用少量冷水将淀粉调成糊状，倒入少于所需水量的沸水中，在火上加热，使可溶性淀粉完全溶化。边搅拌边加入其他成分逐一溶解（除指示剂外），补足蒸馏水到 1,000 mL。调整 pH 至 7.4～7.6，再加入 10% 酚红 2 滴，121 °C 灭菌 20 min，分装备用。

（五）枸橼酸盐培养基

成分：
硫酸镁	0.2 g
磷酸二氢铵	1 g
枸橼酸钠	5 g
氯化钠	5 g
琼脂	20 g
0.2%溴麝香草酚蓝乙醇溶液	40 mL
蒸馏水	1,000 mL

除 0.2%溴麝香草酚蓝乙醇溶液外，其他成分混合于水中加热溶解，调整 pH 至 6.8，再加入 0.2%溴麝香草酚蓝乙醇溶液，121 ℃灭菌 15 min，分装备用。

（六）硫酸镁葡萄糖肉汤培养基

成分：牛肉膏   5 g

氯化钠	5 g
蛋白胨	10 g
葡萄糖	3 g
柠檬酸钠	3 g
5 g/L 对氨基苯甲酸水溶液	10 mL
247 g/L 硫酸镁水溶液	20 mL
蒸馏水	1,000 mL
4 g/L 酚红溶液	6 mL
青霉素酶	100 U/50 mL

除酚红溶液和青霉素酶外，其他成分混合于水中加热溶解并煮沸趁热过滤，调整 pH 至 7.6~7.8，加入酚红溶液。分装后 115 ℃灭菌 15 min，使用前每瓶加入青霉素酶。

（七）硫化氢试验培养基

成分：蛋白胨	10 g
琼脂	20 g
硫代硫酸钠	0.2 g
硫酸亚铁	0.2 g
牛肉膏	3 g
氯化钠	5 g
葡萄糖	1 g
乳糖	10 g
蒸馏水	1,000 mL
4 g/L 的酚红溶液	60 mL

除糖类和酚红溶液外，其他成分混合于水中加热溶解，调整 pH 至 7.4~7.6，再加入糖类与酚红溶液，115 ℃灭菌 15 min 备用。

（八）吕氏血清斜面培养基

成分：马血清	750 mL
牛肉膏粉	2.5 g
蛋白胨	2.5 g
葡萄糖	2.5 g
氯化钠	1.25 g
蒸馏水	1,000 mL

除血清外，其他成分溶于蒸馏水中加热溶解，调整 pH 至 7.0，115 ℃ 灭菌 10 min。以无菌操作加入马血清，分装于试管中，斜放于血清凝固器内，85 ℃ 间歇灭菌 30 min，连续两天，使血清凝固。

（九）麦康凯琼脂培养基

成分：蛋白胨   20 g
      乳糖   10 g
      胆盐   5 g
      中性红溶液   0.075 g
      琼脂   20 g
      蒸馏水   1,000 mL

除中性红溶液外，其他成分混合于水中加热溶解，调整 pH 至 7.4，再加入中性红溶液，121 ℃ 灭菌 15 min，分装备用。

（十）尿素培养基（脲酶试验用）

成分：葡萄糖   1 g
      蛋白胨   1 g
      氯化钠   5 g
      磷酸二氢钾   2 g
      500 g/L 尿素溶液   20 mL
      4 g/L 酚红溶液   2 mL
      蒸馏水   1,000 mL

除酚红溶液和尿素溶液外，其他成分混合于水中加热溶解，调整 pH 至 7.2，再加入酚红溶液，115 ℃ 灭菌 15 min。用无菌滤器加入 500 g/L 的尿素溶液 1 mL，分装备用。

（十一）葡萄糖蛋白胨水培养基

成分：葡萄糖   5 g
      蛋白胨   5 g
      磷酸二氢钾   2 g
      蒸馏水   1,000 mL

上述成分混合于水中加热溶解并分装，121 ℃ 灭菌 15 min 备用。

（十二）沙保弱培养基

成分：葡萄糖　　　　　　　　　40 g

蛋白胨　　　　　　　　　20 g

琼脂　　　　　　　　　　15 g

蒸馏水　　　　　　　　　1,000 mL

上述成分混合于水中加热溶解，分装于试管后 115 ℃灭菌 10 min 备用。

（十三）糖发酵培养基（葡萄糖、乳糖）

成分：蛋白胨　　　　　　　　　10 g

氯化钠　　　　　　　　　5 g

蒸馏水　　　　　　　　　1,000 mL

1.6% 溴甲酚紫乙醇溶液　　1 mL

糖类　　　　　　　　　　5 ~ 10 g

将蛋白胨、氯化钠混合于水中加热溶解，调整 pH 至 7.6，加入溴甲酚紫溶液后过滤，再加入所需的葡萄糖或者乳糖溶解后，分装于试管中，115 ℃灭菌 15 min 后备用。

（十四）吐温-80 玉米粉培养基

成分：玉米粉　　　　　　　　　20 g

琼脂　　　　　　　　　　15 g

吐温-80　　　　　　　　 10 mL

蒸馏水　　　　　　　　　1,000 mL

上述成分混合于水中加热溶解，分装于试管后 115 ℃灭菌 10 min 备用。

（十五）中国蓝培养基

成分：蛋白胨　　　　　　　　　10 g

牛肉粉　　　　　　　　　3 g

氯化钠　　　　　　　　　5 g

乳糖　　　　　　　　　　10 g

琼脂　　　　　　　　　　15 g

中国蓝　　　　　　　　　0.05 g

玫红酸　　　　　　　　　0.1 g

蒸馏水　　　　　　　　　1,000 mL

上述成分混合于水中加热溶解，分装于试管后 121 ℃ 灭菌 15 min 备用。

（十六）Elek 培养基

成分：
甲液：胰蛋白胨	4 g
纯乳酸	0.14 mL
麦芽糖	0.6 g
蒸馏水	100 mL
乙液：琼脂	3 g
蒸馏水	100 mL
氯化钠	1 g

将甲、乙液中各成分分别溶于蒸馏水中加热溶解，调整 pH 至 7.8，再将甲、乙液等量混合。置于灭菌器 100 ℃ 20～30 min 间歇灭菌。使用时将融化后冷却至 55 ℃ 的 Elek 琼脂按 5：1 的比例加入无菌兔或牛血清，充分摇匀后倾注平板备用。

（十七）Korthof 培养基

成分：
蛋白胨	0.8 g
氯化钠	1.4 g
碳酸氢钠	0.02 g
氯化钾	0.04 g
氯化钙	0.04 g
磷酸二氢钾	0.24 g
磷酸氢二钠	0.88 g
蒸馏水	1,000 mL
无菌兔血清	16～20 mL

除兔血清外，其余成分溶于水中煮沸 20 min 并滤纸过滤，调整 pH 至 7.2，121 ℃ 灭菌 20 min；兔血清置于 56 ℃ 水浴箱 30 min 以破坏补体；在上述蛋白胨盐溶液每 100 mL 中加入无菌兔血清 8～10 mL，混合后继续放置 56 ℃ 水浴箱中加温 30 min；37 ℃ 孵育 2 d，剔去污染者。

（十八）M-H 肉汤培养基

成分：
| 新鲜牛肉（作浸液用） | 300 g |
| 可溶性淀粉 | 1.5 g |

酪蛋白水解物	17.5 g
蒸馏水	1,000 mL

将牛肉去脂肪、肌腱及肌膜，切成小块后搅碎，加蒸馏水 1,000 mL 制成肉浸液后加入上述成分，调整 pH 至 7.4，121 ℃灭菌 15 min 后备用。

（十九）MIU 培养基

成分：蛋白胨	10 g
200 g/L 尿素	100 mL
氯化钠	5 g
琼脂	2 g
葡萄糖	1 g
磷酸二氢钾	2 g
蒸馏水	1,000 mL
4 g/L 酚红溶液	2 mL

除酚红溶液外，其他成分混合于水中加热溶解，调整 pH 至 7.0，再加入酚红溶液，121 ℃灭菌 15 min，分装备用。

（二十）O/F 试验培养基

成分：蛋白胨	2 g
酵母浸膏	0.5 g
氯化钠	30 g
葡萄糖	10 g
溴甲酚紫	0.015 g
琼脂	5 g
蒸馏水	1,000 mL

除溴甲酚紫外，其他成分混合于水中加热溶解，再加入溴甲酚紫，混匀分装，121 ℃灭菌 15 min 备用。

附录二　试剂和染色液的配制

（一）阿培脱（Albert）染色液

甲液：

甲苯胺蓝	0.15 g
孔雀绿	0.20 g
冰醋酸	1 mL
95% 乙醇	2 mL
蒸馏水	100 mL

乙液：

碘液	2 g
碘化钾	3 g
蒸馏水	300 mL

（二）冯太奈（Fontana）镀银染色液

第 1 液：Ruge 固定液

冰醋酸	1 mL
甲醛	20 mL
蒸馏水	100 mL

第 2 液：媒染液

鞣酸	5 g

蒸馏水	100 mL

第 3 液：Fontana 银染液

硝酸银	2 g
蒸馏水	100 mL

待硝酸银溶解于蒸馏水中，滴加氢氧化铵使初现褐色沉淀，继续滴加至沉淀溶解，再继续滴加微现乳白色沉淀即成。

（三）革兰染色液

第 1 液：结晶紫溶液

结晶紫	4~8 g
95% 乙醇	100 mL
1% 草酸铵溶液	80 mL

将结晶紫溶于 95% 乙醇中制成饱和液，再取此饱和液 20 mL 与草酸铵溶液混合即成。

第 2 液：Lugol 碘液

碘化钾	2 g
碘	1 g
蒸馏水	200 mL

将碘化钾溶于 10 mL 蒸馏水中，再加碘至全部溶解后，加蒸馏水至 200 mL 即成。

第 3 液：脱色液

95% 乙醇

第 4 液：稀释石炭酸复红溶液

碱性复红	5~10 g
95% 乙醇	100 mL
5% 石炭酸溶液	90 mL
蒸馏水	900 mL

将碱性复红溶于 95% 乙醇中，即成碱性复红乙醇饱和液，取此饱和液 10 mL 加入 5% 石炭酸溶液混合后再加蒸馏水摇匀，滤纸过滤后备用。

（四）甲基红试剂

甲基红	0.1 g
95%乙醇	300 mL
蒸馏水	200 mL

将甲基红加入 95%乙醇溶解后，再加入蒸馏水，即成甲基红试剂。

（五）荚膜染色液

第 1 液：石炭酸复红液

碱性复红	5～10 g
95%乙醇	100 mL
5%石炭酸溶液	90 mL

将碱性复红溶于 95%乙醇中，即成碱性复红乙醇饱和液，取此饱和液 10 mL 加入 5%石炭酸溶液混合即成。

第 2 液：20%硫酸铜水溶液

硫酸铜	20 g
蒸馏水	100 mL

将硫酸铜溶解于少量蒸馏水中，再加水至 100 mL 即成。

（六）吉姆萨（Giemsa）染色液

染色原液：	Giemsa 结晶	1 g
	甲醇	100 mL
	中性甘油	30 mL
染色工作液：	原液	10 mL
	甲醇	40 mL

（七）抗酸染色液（齐尼抗酸染色）

第 1 液：石炭酸复红液

碱性复红	4 g
95%乙醇	100 mL

5% 石炭酸水溶液	90 mL

第 2 液：脱色液

浓盐酸	3 mL
95% 乙醇	97 mL

第 3 液：吕氏碱性亚甲基蓝溶液

亚甲基蓝	0.3 g
95% 乙醇	30 mL
10% 氢氧化钾溶液	0.1 mL
蒸馏水	100 mL

（八）柯氏（Kovac's）试剂

对二甲基氨基苯甲醛	10 g
异戊醇	150 mL
浓盐酸	50 mL

将对二甲基氨基苯甲醛溶于异戊醇中，于 56 ℃水浴中溶解后徐徐加入浓盐酸即成。

（九）马氏（Macchiavello）染色液

第 1 液：

0.25% 碱性复红液	100 mL

取 10% 碱性复红乙醇液 25 mL 加入 75 mL pH 7.2 ~ 7.4 PBS 缓冲液中，混匀即成 0.25% 的碱性复红液。

第 2 液：

0.5% 枸橼酸溶液	100 mL

取 0.5 g 枸橼酸加于 100 mL 蒸馏水中，充分溶解即成 0.5% 的枸橼酸液。

第 3 液：

1% 亚甲基蓝溶液	100 mL

取 1 g 亚甲基蓝加于 100 mL 蒸馏水中充分溶解即成 1% 亚甲基蓝溶液。

（十）亚甲基蓝指示剂

100 g/L 葡萄糖溶液   40mL

40 g/L 氢氧化钠溶液   1mL

0.1 g/60mL 亚甲基蓝水溶液 1mL

（十一）奈瑟（Neisser）染色液

甲液：

亚甲基蓝   1 g

95% 乙醇   2 mL

冰醋酸   5 mL

蒸馏水   100 mL

乙液：

俾斯麦褐   0.2 g

蒸馏水（100 ℃）   100 mL

（十二）乳酸酚棉兰染色液

结晶酚   20 g

乳酸   20 g

甘油   40 mL

棉兰   0.05 g

蒸馏水   20 mL

将棉兰溶于蒸馏水中，再加入结晶酚、乳酸和甘油混合均匀即成。

（十三）氧化酶试验试剂

盐酸二甲基对苯二胺（或盐酸四甲基对苯二胺） 0.5 g

蒸馏水   500 mL

将盐酸二甲基对苯二胺（或盐酸四甲基对苯二胺）溶于蒸馏水中即成。

（十四）Blendon 染色液（鞭毛染色）

甲液：

鞣酸	5 g
三氯化铁	1.5 g
15% 甲醛	2 mL
蒸馏水	100 mL

乙液：

硝酸银	2 g
蒸馏水	100 mL

待硝酸银在蒸馏水中溶解后滴加氢氧化钠，出现轻微而稳定薄雾状溶液为止，避光保存备用。

（十五）PYR 显色指示剂

N，N-二甲基肉桂醛	1 g
25 mmol/L Triton X-100 溶液	50 mL
浓盐酸	5 mL

将 1 g N，N-二甲基肉桂醛溶于含 25 mmol/L Triton X-100 的 50 mL 10% HCl 溶液中即成。